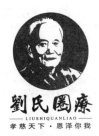

刘氏圈疗
LIUSHIQUANLIAO
孝慈天下·恩泽你我

刘氏圈疗三步法医案医话

刘应凯　编著

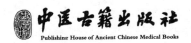

中医古籍出版社
Publishing House of Ancient Chinese Medical Books

图书在版编目（CIP）数据

刘氏圈疗三步法医案医话 / 刘应凯编著 . —北京：
中医古籍出版社，2020.6
ISBN 978-7-5152-1956-1

Ⅰ . ①刘… Ⅱ . ①刘… Ⅲ . ①外治法—医案—汇编—
中国—现代 ②外治法—医话—汇编—中国—现代 Ⅳ .
① R244

中国版本图书馆 CIP 数据核字（2019）第 275672 号

刘氏圈疗三步法医案医话

刘应凯 编著

责任编辑 郑 蓉 成晓玉
封面设计 韩博玥
出版发行 中医古籍出版社
社 址 北京市东城区东直门内南小街 16 号（100700）
电 话 010-64089446（总编室） 010-64002949（发行部）
网 址 www.zhongyiguji.com.cn
印 刷 北京市泰锐印刷有限责任公司
开 本 880mm×1230mm 1/32
印 张 8.5
字 数 200 千字
版 次 2020 年 6 月第 1 版 2020 年 6 月第 1 次印刷
书 号 ISBN 978-7-5152-1956-1
定 价 48.00 元

内容提要

　　刘氏圈疗传承人刘应凯先生继《中医药外治探秘》《刘氏圈疗体系三步法》之后，又出版了这部《刘氏圈疗三步法医案医话》。本书通过70多个真实医案，展示了三步法调理治疗慢性病的良好效果，把三步法临证中的应用技术分步骤展示，便于推广普及，便于广大"圈粉"学习应用，自医自疗。同时，本书以医话的形式，记录了刘应凯先生在调理治疗各种慢性病实践中的所思所悟，读者从字里行间可体会到刘应凯先生调理治疗慢性病的独特思想。

　　本书行文风格独特，虽为医案医话，但不是呆板枯燥地简单呈现医案，而是通过真实的医案展现刘氏三步法的技术要领，用通俗易懂的文字语言引导读者领会刘氏圈疗三步法个体个疗、辨证施治的医疗思想及核心技术，内涵丰富，可读性强，是一部适用于广大刘氏圈疗技法应用者的指南性手册。

　　2020 年 4 月 20 日，是先父刘俊岑 100 周年诞辰纪念日，先父发明创造的刘氏圈疗中草药外治法也已问世半个多世纪了。刘氏圈疗自应用于临床以来，在辅助治疗肿瘤、抗癌与调理治疗慢性病、疑难杂症等方面显示出较好的功效，为成千上万患者解除病患，成为广大群众信任的一种简、便、廉、效的中医民间技法。

　　从先父手上接过传承圈疗的担子以来，我一方面着力于圈疗技法的推广，使其走近千家万户，惠及天下苍生；另一方面进一步完善圈疗技法，丰富理论基础，把刘氏家传绝学与当今社会大健康理念相结合，创造性推出了适应调理治疗慢性病及保健养生的中医外治疗法——刘氏圈疗体系三步法，使刘氏圈疗这项家传百年的民间技法更好地应用于当今慢病时代的保健、养生领域。

刘氏圈疗体系三步法简单明了，易操作，易传播，普通群众一学就会，一用就灵，刘氏圈疗体系的普世价值正在于此。那么，什么是刘氏三步法？

　　简单地说，三步法就是一揉、二灸、三贴。揉，即刘氏家传揉术疏松法；灸，即用家传秘制梅花香整体或局部施灸；贴，即刘氏家传药膏局部敷贴。针对不同的病证、症状，还可采取"三步法＋画圈""三步法＋药包热敷疗法""三步法＋线绳牵引式排毒法"等配伍组合，各种技法都是从皮肤表层入手，直达病灶，调理治疗简单易行，安全绿色，可用于调理治疗多种慢性病。

　　刘氏三步法不是一种单纯的治病手段或保健方法，而是一个完整的中医药外治法调理治疗养生体系。从疗法上讲，主要采用了揉术按摩、香灸、贴膏等外治方法；从功效上讲，通过调理疏通经络，可促进人体细胞新陈代谢，改变机体内环境，祛除病症，提高人的生存质量，益寿延年；从技法上看，可灵活应用，个体个疗，辨证施治，既可单独使用揉术、香灸、贴膏、画圈等各种技法，亦可采取配伍组合，使功效叠加，作用持久，用于调理治疗肿瘤及多种慢性病、疑难杂症。

　　刘氏圈疗体系的灵魂是疏通经络、软坚散结、化瘀活血，局部调治病症，整体提升人体自愈能力。这是一个中医世家几代人苦心钻研的成果，是几代人心血的结晶。其手法的锤炼、中草药炮制与方剂配制的技艺，乃至于成千上万次临证过程中摸索总结的技术要领，经百年传承，方成为一项普遍适用的中医创新疗法和传承项目。刘氏三步法把刘氏圈疗外治技法的精华完美配伍组合，形成一个调理治疗体系，是中医药外治的一个重要突破，为调理治疗各种慢性病开拓了一条新的途径。

刘氏三步法研发成功后，在北京、广州、深圳、遵义、合肥、西安等各大城市展示、义诊，并在"一带一路"的倡议下走出国门，到俄罗斯、韩国、日本、德国等国家展示交流。同时，还举办了数十期培训班，培训技师数千名，使刘氏三步法传播到全国各地，并通过开通网上会诊、创立刘氏圈疗微信益课堂等现代信息传播手段，加速科研成果的转化，使三步法成为慢病时代广大民众治病防病的有效方法。

几十年来，刘氏圈疗技法得到国家、省市中医药管理机构和诸多名医、专家的关注和支持。国医傅正恺、朱良春生前对刘氏圈疗非常重视，亲自体验调理治疗，多次与我们共同探讨刘氏圈疗医理医术。傅老先生还多次写信叮嘱，一定要把刘氏圈疗传承好，称其为西安民间中医技法之翘楚。

刘氏三步法目前已在韩国、美国、意大利、斯洛文尼亚、加拿大等国家和我国台湾地区展示、交流、开展业务，因疗效显著，颇受当地民众欢迎，而获得国家专利的线绳牵引式排毒丸剂更是享誉国内外，使用者达数千万人次。2018 年，刘氏圈疗体系三步法成为第一个韩国法案认证通过的中医药传承项目，落地韩国推广发展。作为刘氏圈疗传承人，作为推广中心的负责人，我欣喜地看到，刘氏三步法的医学价值、科学价值、经济价值和历史价值日渐彰显，在国内、在世界上发挥着越来越重要的作用。

随着刘氏圈疗影响日益扩大，很多业内同行和中医爱好者对刘氏圈疗关注程度越来越高，合作加盟者越来越多，更有很多学员从全国各地来西安参加培训，推广中心已经举办了数十期培训班，依然不能满足求学者的需求。刘氏圈疗推广中心把普及推广圈疗技法作为一项振兴传统中医的公益事业，开设了圈疗公益大讲堂、微信益课堂，为广大学习应用圈疗者提供技术指导和咨询服务。这些平台为广大"圈粉"带来了极大的便利，无论男女老少，无论何时何地，都可以得到推广中心的帮助和技术指导，随时都可以讨论、交流自己学习刘氏圈疗的心得体会。我通过电话、微信，时常可以听到、看到一些患者因得到中心的及时指导，应用刘氏圈疗自医自疗，使病情得到缓解；还有的患者因获取了正确的方法，足不出户就治好了肠胃不适、腰腿疼痛、不明瘀肿等各种慢性病……

一个好的疗法，必须广泛应用于人民大众才有意义。为广大群众所用，助推社会大健康事业，这正是刘氏圈疗传承发展的终极目标。但怎样让大家把三步法用对、用好？刘氏三步法虽说是一揉、二灸、三贴，但每一步都包含多层医理，每一点变化都奥妙无穷，怎样精准地把握？应用者需要认真地领会、总结，才能掌握技法的要领，从而按标准规范操作，辨证施治，个体个疗，应对各种慢性病。

撰写这部《刘氏圈疗三步法医案医话》就是为广大应用刘氏圈疗三步法的读者提供一部指南性手册，方便大家在实践中应用，同时有助于大家更深入地了解刘氏圈疗三步法。本书通过 70 多个真实医案，展示了三步法调理治疗慢性病的良好效果，并把三步法临证中的应用技术分步骤展示，便于推广普及，便于广大"圈粉"学习应用，自医自疗。同时，本书以医话的形式，记录了我在调理治疗各种慢性病实践中的所思所悟，让读者从字里行间体会到刘氏圈疗三步法调理治疗慢性病的独特思想。

这部书通过医案医话的形式较为系统地阐述了刘氏圈疗体系三步法的核心技术，同时把我自己临证过程中的思考、心得以及对各种慢性病病理病因的剖析展示给大家，利于广大中医爱好者学习应用。

此书的出版必将加速刘氏圈疗三步法的推广普及，必将为社会大健康事业做出应有的贡献。

刘应凯　2019 年冬

目 录

第一章

肿瘤及妇科疾病的调理

第一节 癌症的辅助调理治疗

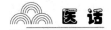

圈里乾坤

一

刘氏圈疗体系是一种用中草药外治法辅助调理治疗肿瘤和各种慢性病的民间技法,它是因癌而生,因癌而传,辅助调理治疗各种癌症就是它的初衷。

先父刘俊岑在行医 70 年的光阴里,一直奋斗在抗癌前线,在临床临证中苦心钻研癌症的病因病机,发明创造了"中草药圈疗法",并运用此法调理治疗肿瘤及各种疑难杂症三万余例,在化瘤消瘤、阻止癌变、辅助调理治疗癌症等方面取得了一定的成就,人称"癌瘤克星",在民间有广泛而深远的影响。

医学泰斗傅正恺、朱良春先生对刘氏圈疗技法十分关注,多次致函询问。傅正恺先生晚年患病期间,特意找先父用圈疗技法为他调理治疗。2001 年到 2004 年,先父持续为傅先生调理身体。在调理过程中,傅先生对先父发明的"中草药圈疗法"以药圈软坚散结、围剿祛毒化瘤的治疗思想非常感兴趣。调理若干次后,傅先生身体状况有明显改善，对圈疗法提出了很多建设性的意见。先父一方面为傅先生调理身体，一方面和他交流中医药外治的心得和见解。傅老先生对刘氏圈疗调理治疗思想体系的肯定，给了先父极大的鼓舞。分别时，傅老先生亲自修书一封，并拍下自己圈疗的照片交给先父，说道："刘氏圈疗外治法是个很好的发明，我要亲自为刘氏圈疗做宣传，希望好好地传承、发扬光大。"

朱良春先生与先父也是至交，在漫长的岁月里，他常常与先父畅论岐黄之道，对刘氏圈疗关心备至，提出了很多良善之策。我成为传承人之后，朱先生亲自约我到他家里长谈，指点传承光大事宜。临别时一再嘱咐："刘氏圈疗是个了不起的发明，是民间传统技法之翘楚，一定要传承、推广好，为中医药发展发挥作用。"

那么，中草药圈疗法是一种什么疗法？它以什么医理抗癌防癌呢？

中草药圈疗法将人的身体看作一个有机的整体，通过体表与体内、经络与穴位、诸窍与脏腑的特定联系，治其外而作用于内干预疾病，与内服药具有殊途同归之效。所不同的是，内服药是先入胃，经小肠分别清浊后，水谷精微生化气血以祛邪扶正，能入者实际是药物的气味；而圈疗法是按照体表穴位，将中草药汁涂于体表皮肤，由表及里，通过平面圈、立体圈、螺旋圈等多种形式，使药物有效成分和药气通过透皮吸收进入体内，通经走络，开窍透骨，达到治疗肿瘤等疾病的目的。

在半个多世纪的漫漫岁月里，先父夙夜匪懈，焚膏继晷，在内病外治上下功夫，探寻有效的方法和中草药制剂。他先后发明了圈液、梅花香、刘氏药膏、线绳牵引式排毒丸剂等，这些药物配伍使用，透过皮肤直接作用于病灶，故疗效十分明显。先父将圈疗这一医学成果无私奉献给社会大众，行医足迹遍及我国陕

西、山东、北京、河南等二十多个省市和香港地区，以及泰国等
国家，至二十世纪末，经先父治疗过的患者达三万余众，其中多
为癌症、肝炎、风湿性关节炎等疑难杂症。

二

癌症的形成究竟是怎样一个过程？其局部表现又是怎样的？

先父说："癌瘤有先期后期之分，而无良恶之别。瘤乃先期血
聚，癌为后期破溃之花。万病来源于气，人体以气、血、津液为
生命的基本物质，气推动血液循经脉周流全身为健康之躯，一旦
气滞血瘀，疾病作矣！倘若失治，延误久之，气血双亏，经脉失
其濡养，则有拘挛症状，此乃血虚筋急也。经脉内有瘀点，初则
如露粟，渐则如豆如核，但仍为圆形，推之能动，谓之瘤；待发
方形或蛋形，而四周如蟹爪推而不动，痞老开花，谓之癌。继至
恶变，血瘀塞经络，压迫肌肉神经，不通则痛作矣！"

比如胃肠或食管有病灶潜伏，始则消化不良，舌燥，便秘或
便稀，继则口干舌燥，舌黄臭。累及咽喉、气管，则有咳嗽吐
痰、身困头闷等气管炎症、感冒之象，时作时止，身体每况愈
下。再如病灶隐于鼻咽部，始则流脓鼻涕，鼻、咽喉发炎，继则
视力减退，渐至血滞气堵，耳鸣头昏。

更为严重的是，无论癌瘤潜伏何处，五脏六腑均受其冲。

冲击肝：久则肝气不舒，胸胁满闷，肝质硬化，视力下降，
筋脉、关节不利，食欲为之不振；

冲击心：久则智力下降，意志衰退，头昏脑胀，心烦意乱，
心悸，气喘；

冲击脾：表现为消化吸收功能减退，食欲不振，进而肌肉萎
缩，肢体乏力，面色萎黄，容易疲乏，大便溏稀；

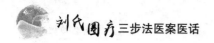

冲击肺：久者咳喘，气急，气短，痰唾不断，皮肤干燥，毛发枯焦，形容憔悴，面色苍白，缺血缺气，小便不利；

冲击肾：久则腰疼腿酸，四肢乏力，尿血，浮肿，畏寒，口干而尿频，或失眠盗汗，头昏耳鸣。

倘若失治误治，病变日趋严重，身体抗病能力逐渐下降，癌细胞丛生泛滥，遍及全身，则疑难杂病成矣！此时此刻，百病齐发，元气大衰，施用各术，也难以奏效。

癌症的局部表现通常有以下几个方面：

首先是肿块的出现。肿块一般是因癌细胞恶性增殖所形成的，临床中可用手在体表或深部触摸到。有的肿块处于皮下较浅部位，如甲状腺癌、腮腺癌或乳腺癌，可在皮下触摸到。某些浅表淋巴结，如颈部淋巴结和腋窝淋巴结也容易触摸到。而身体较深部位的胃癌、胰腺癌等，则要用力按压才可触到。

第二个表现是疼痛。当肿瘤增长迅速，或破溃、感染等变化使神经受刺激或压迫时，局部产生疼痛，初时多为隐痛或钝痛，夜间明显，逐渐变为剧痛不歇，此时癌症已进入中晚期，而各种止痛药起作用不大，患者为疼痛所困，体质渐衰。

第三个表现为出现溃疡。体表或胃肠道的肿瘤在生长过程中会因供血不足出现组织坏死，或因继发感染而形成溃烂，如乳腺癌会在乳房处出现火山口样或菜花样溃疡，分泌血性分泌物，并发感染时可有恶臭味，使创面进一步扩大。

第四个表现为出血。这种局部出血是因癌组织侵犯血管或癌组织小血管破裂而产生，如肺癌患者可出现咯血或痰中带血，胃癌、食管癌、结肠癌则可呕血或便血，泌尿道肿瘤可出现血尿，子宫颈癌可有阴道流血，肝癌可引起腹腔内出血，等等。

第五个表现是癌组织对机体产生重度破坏，形成梗阻。癌组织迅速生长，会逐步造成空腔脏器的梗阻。当梗阻部位在呼吸道，即可发生呼吸困难、肺不张；食管癌梗阻食管，则吞咽困难；胆道部位的癌可以阻塞胆总管而发生黄疸；膀胱癌阻塞尿道，可出现排尿困难；胃癌伴幽门梗阻，可引起餐后上腹饱胀、呕吐等。

随着这些症状的出现，人的免疫力全面下降，癌细胞恣意扩张，这种情况下现有的医疗手段尚无法有效控制。医疗界都在想尽办法应对，抗癌防癌从来没有休止过，无论西医还是中医，无论国家医疗机构还是民间中医，都在努力寻求突破之道，刘氏圈疗就是诸多方法中的一种。

三

先父说："表皮感觉疼痛的肿瘤造成的恶果是气不通畅，气滞血也滞，久而久之，积聚于肌肉之间，硬化成痞。久之气血亏损，浊气转而盛，血败而腐，凝于腹则气上逆，阴虚口干舌燥。结于上为上段癌，结在中为中段癌，结于下为胃癌。结于乳部，两侧有硬块者，经潮前后剧胀剧痛，经潮过后则痛减，气血行之有滞，此谓乳腺增生。结于单乳者，初患如黄豆大，不痛不痒，持续七八年如卵石，谓之癌，破则难治。凡结于乳部之痞块，随气而消，随气而胀。颌下结聚如黄豆大痞块者，引起腰痛腿软，视力减退，四肢无力，全身皮肤如遇物触，呈紫块者，此乃败血症之预兆也。"

"总之，痞块凝于全身任何部位，久则必烂，是谓'痞老开花'，发生在人体任何组织，均会使该组织的功能改变和受到破坏，或干枯内腐，癌瘤可浸润、扩散、转移，不断损气伤血，致使正气衰虚，以至堵塞破坏周围其他组织的正常功能，此即癌扩散是也。若再遇空气污染等自然环境影响，或内伤七情，或饮食某种霉烂食物及误服药物，均会导致病变加速。当量变到一定程度则发生质变，久之则腐，恶化为癌，肿瘤病因可知矣。但观其种类繁多，部位各异，且治病之道，皆在知其病因，据病论治，又在辨证。统观肿瘤的发展过程，大凡肿瘤，按其生长和发展都有'良性'和'恶性'两个阶段，良性肿瘤发展慢，病程长，恶性肿瘤发展较为迅速，病程较短，如果肿瘤，长期无明显发展而在短期内突然发展增快，应考虑为良性肿瘤发生了恶变，即良性是恶性的量变前期，恶性是良性的质变后期。"

"当癌瘤涉足脏器之时，治疗更是难上加难。我反复试用对症中草药适当配伍制成膏剂、酊剂、水剂、粉剂，或贴敷于病灶之周围，或涂敷于大面积皮肤之间，干了再涂，涂了令干，反复涂抹，使肌肤毛孔细胞充分吸收药液，让药物成分进入患者体液循环，发挥预期的功能。譬如芪、归补益气血以扶正，乳香活血而祛瘀，三棱、莪术消积破瘀，藤黄以攻毒……对癌瘤病灶及其游离细胞全面总攻而围歼之，并对人体的内环境逐步调理改善，阻止癌瘤细胞的再生和卷土重来……"

先父还说："疾病多从外潜入体内，加之患者本身长期内困于七情之不遂，病乃作矣。倘若服用大剂量药物，天长日久有损于内脏，首当其冲莫过于胃、肠、肝、脾。脾胃既衰，救治更难，故医用外治之理，施以外治之药，然后外治之药亦即内治之药耳，医理药性无二也。"

那么，刘氏圈疗对肿瘤进行辅助性调理治疗的医理是什么？其技法及施药过程有哪些特点？为进一步说明外治法的医理药理，先父在一篇论文里写道："而法，上可以发泄五行之奥蕴，下则扶危救难，治法层见叠出而不穷，外治亦如内治者，先求其本也！本何者，明阴阳识脏腑者也，主则护，客则怯，肤则清，骨则坚，肉则丰，筋则荣，横者以折，萎者以振，郁者以宣，乘者以协，乏者以归，停者以逐，满者以泄，牢者以破，滑者以留，阻者以行，逆上者为之降，陷下者为之提（升），格于中者为之通，越于外者为之敛，险者移而居，越者隔而取，当生者能回，欲绝者可接。不以贱而忽，不以秽而弃，越其痼而作其新，培其虚而还其元。外治疗法中有关脏腑治疗，则病因辨证、理法方药均与内治相通也。"

刘氏圈疗外治法遵循的是中医医疗法则，治病求本，扶正祛邪，调理气血，平秘阴阳，升清降浊，继而对虚实盛衰之所在而调之，虚者补之，实则泻之，衰则济之，于外中满者泻之于内也。

先父的论述阐述了圈疗用药之目的及方法，也道出了中草药外治法的优越之处，活气血，平阴阳，从整体上激活免疫力，以抑制癌细胞的生长和蔓延。

简单说，圈疗的主要功效就是平秘阴阳，升清降浊，拔毒排毒。患者经圈疗后，其菌毒、浊气必下降，经二便下泄排出之际，隐迹于肾盂、膀胱、前列腺、尿路之蕴疾一并被冲刷而出，故凡经药物圈疗 1～2 次，其玉茎、阴门以及睾丸等处多有发痒、肿胀、破溃糜烂等湿疹样症状，甚至化生脓血、脱皮结痂，但一经局部应用清热解表之中草药煮水清洗数次即痊愈无恙。

圈疗药物发挥作用有以下几个特点：

第一，部分药物成分通过毛孔透入，将五脏潜伏的病邪与毒素提出皮肤之外消灭之，故而圈疗时局部皮肤出现糜烂粗糙症状。不要害怕，继续用药，皮肤表面会恢复并变得光润。

第二，部分药物经过二便外排，因此圈疗 1～2 天，膀胱、前列腺内蕴疾被冲刷出来后，有玉茎、阴囊肿烂，甚则出现脓血

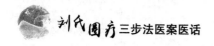

外渗及疼痛等症状。此为正常，不要惊慌，千万不能停止圈疗。用马齿苋煎水熏洗之数次则愈，再甚者用红灯照数次亦可愈。

第三，部分药力调和五脏之气，祛邪扶正，使身体逐渐恢复健康。

刘氏圈疗法的施用方法简单易操作，依据患者的病症及抵抗能力辨证治疗。确定病灶后，分别用两支新毛笔或小毛刷，各蘸不同性质的药汁，先画外圈，后画内圈，两圈间隔约 1～2cm，形似"回"状，待药汁自干后，再按次序续圈，一天连画 5 遍为宜。圈疗法具有清热凉血、柔肝散瘀、益气健脾、养阴补阳、活血化瘀等功效。多年的临床实践证明，圈疗对于辅助医治肺癌、胃癌、骨癌、直肠癌、乳腺癌、食管癌、子宫颈癌、淋巴癌以及骨质增生、气管炎、风湿性关节炎等均有较好效果。

先父在 70 年行医过程中，以望、闻、问、切、触五诊之法，察其寒、痛、痒、麻之质，辨其阴阳寒热虚实之属，按其藏象、经络所归，及妇幼病之治则，辨证施治，个体个疗，巧用中草药圈疗法配以各类外治法，辅助治疗癌症及各种疑难杂症，不断完善圈疗技法，为我们留下了弥足珍贵的刘氏圈疗。今天我们应该把这个好方法加以传承推广，使其为更多人带来福音。

癌症晚期的辅助调理

一

对于癌症晚期患者的调理，想必很多中医同行都有过类似的经历：一些癌症晚期患者在经历了手术、化疗、放疗等折腾后，病情危重，在求治无门之际来找民间中医，希望还有奇迹出现。

我们收治过许多癌瘤晚期患者，大多是经过手术、放化疗等各种治疗手段无效后，生命垂危之时才找上门来。

近年来随着抗癌知识的普及，人们对于癌症及其治疗的认识和观念有了很大进步。越来越多的癌症患者，特别是放化疗后复发和中晚期的癌症患者，选择和依赖中医药保守治疗。这一方面是因为手术和放化疗风险较大，另一方面，人们对肿瘤的认识发生了转变，认识到癌症是一种慢性病，不是一场手术、一次化疗就能一劳永逸的，很多患者接受了"带癌生存"的理念，接受了与癌症长期抗争的现实。

传统中医越来越受到广大民众的欢迎，尤其是用中医保守疗法对抗癌症越来越得到大家的认可，这是因为中医药治疗癌症是从"以人为本"的理念出发，不局限于癌症病灶本身。针对不同症状采用不同的方法，比如针对肿瘤有软坚散结、活血化瘀、解毒抗癌之法，针对癌症晚期有强筋壮骨、解郁通络、软坚祛邪之法，等等。作为中国传统特色疗法，中医不仅能调理肿瘤患者身体状况，提高患者身体免疫力，还可以配合手术、放化疗进行治疗，弥补西医治疗的不足，综合调理，消除肿瘤。

我们常常看到，许多癌症一经查出就是晚期，在此之前患者并没有太明显的病症表现，而检查结果出来后，患者内心的恐惧与日俱增，病情加速发展，直至死亡。恐惧心理是病情加重的重要原因，恐惧、惊悸、烦躁等不良情绪能导致身体中脉堵塞。癌症病人常常觉得胸口处有沉重感，就是因为中脉堵塞，不得疏通，导致经络运行失常，进而影响五脏六腑的正常功能，加剧肿瘤恶化。

我们知道，一定比例的癌症经手术治疗或者放化疗后，仍然会复发、转移，最终导致患者死亡。这种状况进一步加深了人们对癌症的恐惧，因此说有百分之七十的癌症病人都是被吓死的。有少部分患者医治好了，一方面是因为他们选择的治疗时机和方法得当，另一方面是病人本身有良好的心理素质和正确的观念，这是治癌抗癌很重要的一点。我在接触诊治很多癌症晚期病人的过程中，对此深有感触，今后我要撰文专门探讨这个话题。

医界有专家提倡把癌症看作一种慢性病，我觉得这个意见很好，这个提法从心理角度讲对许多患者起到了安慰作用。

我在多年的临床临证中认识到，中医辅助调理治疗癌症晚期患者，除辨证清楚、用对方法之外，还要注重患者三个方面的问题，这三个问题是饮食、运动和心理调节。尤其是心理调节，可以说是重中之重！民间中医往往条件简陋，设备匮乏，但更加注重对病人的整体观察，注重病人的心理变化。这些年来，我们收治了很多癌症晚期患者，大都经过手术或放化疗，经过多家医院、多种方法医治，最终仍然发生了癌细胞转移，病情恶化，身体衰竭。这个时候病人花光了钱财，命悬一线，只好找到民间中医这里来。这种癌症晚期患者，生命体征微弱，免疫力低下，民间中医又怎能保证治疗有效呢？但医不拒患啊，我们用圈疗法先缓解症状，安排专人与之交流，时时进行心理沟通，让病人绝望烦躁的心情慢慢安定下来。在实施三步法调理的过程中，让病人清楚地看到自己的变化，让他也参与到治疗过程中，病人和他的亲人在这里得到了宽慰，树立起抗癌的信心，病情也会得到一定程度的缓解。让病人和他的家人保持积极乐观的态度，这是调理治疗癌症的重要因素。我们成功地调理过很多重症病人，有的已经坚持了一年、两年甚至更长时间，有的病人至今还在家中用三步法自医自疗，并常常向我们反馈身体的变化，一同商量修改调理方案。

中医在治疗肿瘤方面有着深厚的理论基础，有着深厚的传承历史与文化，以及丰富的临床经验和各种独特的调治方法。刘氏圈疗外治法简、便、廉、效，在肿瘤的临床诊疗中更易被肿瘤患者及其家属接受。相关研究资料表明：中医药外治法治疗恶性肿瘤尤其是晚期恶性肿瘤的方法与疗效越来越受到关注，因其疗效确切、副反应少、相对经济、应用方便等特点，已越来越被患者接受。但是，随着时代的发展，肿瘤病人的病因病机越来越复杂，越来越多样化，单用一种方法如温、补、攻等不能获取好的疗效，有时候需要多种疗法并用才能解决问题。

二十年来，我倾力挖掘整理先父的中医药生物圈疗法，在原有肿瘤调治的方法与思路的基础上，总结出了刘氏圈疗体系三步法，将刘氏家传绝学配伍组合，把家传技法中最主要的几种手法——圈疗、揉术、梅花香灸、膏药贴敷组合使用。一圈，二灸，三贴，步步相连，功效叠加，内病外治，行气活血，扶正祛邪，标本兼治，以解除病症或缓解症状。大量案例证明，刘氏圈疗体系三步法对调理治疗肿瘤及多种疑难杂症有较好效果。

二

在肿瘤临床临证中，患者及其家属常常流露出犹豫不决、不知所措的状态，选择手术吧，怕对身体造成伤害，选择中医保守治疗吧，又怕失去最佳手术机会，有些人就在这种举棋不定的状态下延误了治疗时机。在这里，我告诉大家一个简单的法则，早期肿瘤患者，可以选择手术治疗与中医调养相结合的综合治疗方法；而对于中晚期的患者，则以选择中医保守治疗为佳。

癌症晚期患者在治疗过程中可出现不同程度的负面情绪反应，常见的是焦虑和抑郁。这种焦虑和抑郁不仅来自疾病本身对躯体造成的折磨，也来自患者精神和心理的压力。中医医疗思想讲究平衡，不仅要求机体内环境平衡，而且还要对患者的身心调节高度重视，掌握攻补平衡，充分体现了对立中求统一、变化中求平衡的理念。

我们在肿瘤临床调治中将行气活血作为调治的关键，创新性地将刘氏家传绝学刘氏圈疗法与梅花香灸、刘氏家传药膏贴敷等独家的外治方法配伍组合，形成了综合调治肿瘤的中医外治方法——刘氏圈疗体系三步法。本法中的圈疗，不仅可以利用圈药对经络穴位、皮肤毛孔的作用祛除体内的病邪与毒素，还具有增强后天之本和平阴秘阳的整体调治作用。另外，通过圈疗的好转反应还可进一步辨病，为梅花香灸提供准确的调治依据。梅花香灸独有的药气和热敏反应在激发经络的同时，随着热量循经走行，还可疏经通络，软坚散结，调和气血，温热散寒，调阴升阳，濡养经脉。临床研究中，灸法多作为综合治疗的一种辅助疗法使用，可以提高机体免疫功能，改变癌细胞的生长环境。通过一圈、二灸的综合调治，使得气血通利的同时，机体状态亦达到了一种动态的平衡。这时再进行第三步膏药贴敷，通过局部渗透和经络敷布作用，散结止痛，疏通经络。膏药良好的透皮吸收效果可使药气直达病灶，使药效在短时间内迅速达到峰值，起效快、疗效好，持续时间长，进一步起到活血化瘀、散结止痛以及巩固疗效的作用。

那么，作为一项民间家传技法，刘氏圈疗体系三步法调理治疗肿瘤有哪些特点呢？

第一点，充分发挥家传技法的长处，根据病情采用配伍组合灵活应用。临床过程中，结合肿瘤疾病谱的变化和放化疗带来的毒副反应，根据肿瘤患者的体质和实际情况，动态进行三种技法的配伍组合，即施以刘氏圈疗体系三步法，圈、灸、贴交叉使用，综合调治，不仅功效上可以叠加，还能缩短疗程。

第二点，调治过程中注重心理交流，引导患者树立一种积极心态。让肿瘤患者及其家属摆脱绝望消极的心理，把肿瘤视为一种慢性病，本着"带癌生存"的心态进行调治，帮助患者树立起战胜癌患的信念。这种信念可以说是调治肿瘤的一剂重要"引方"，使患者抱着乐观积极的信念，这将对调理治疗起到很大作用。

第三点，教会患者自治自救，传授家传技法不藏私、不保留。很多癌症晚期患者经历了长期的治疗，在花光积蓄、走投无路时才来找民间中医求治，这种情况下，要千方百计减轻患者的经济压力。刘氏圈疗历来都是毫不保留地将三步法技法手把手地传授给患者及其家属。一般肿瘤患者调治三至五个疗程后，病情会有一定的改善，或逐渐稳定，患者想回到自己家中调理治疗，尤其是外地来的，生活上有诸多不便，这种情况下，我们会把三步法的操作规程传授给病人家属，本着"效不更方"的原则，让他们带上几个疗程的中草药制剂回家自医自疗。

第四点，动态中调理。观察掌握重症患者病症的变化，及时调整调理治疗方案，灵活运用三步法、圈疗、药包热敷、线绳牵引式排毒法等技法，牢牢掌控病情变化。对于回家自医自疗的患者，定期回访，询问病情，指导自医自疗。这种方式看似简单，意义和作用却很大。很多患者调理治疗期间始终和圈疗中心保持联系，中心通过微信视频或电话及时了解患者病情，进行指导，根据动态变化进行调治方案的调整。

第五点，注重脾胃养护，加强营养支持。癌症中晚期，体能消耗十分明显，往往会出现消瘦、倦怠乏力、体虚多汗、食欲不振、贫血等恶病质表现，放化疗患者还会出现色素沉着、四肢发麻等神经毒副反应。因此，加强营养支持就显得十分重要。这就是刘氏圈疗体系三步法"三分治，七分养"的重要调理理念。临床临证中我们会对患者给予营养、运动、睡眠、情志、起居穿衣等细节指导，避免寒凉及不良情绪刺激影响脾胃功能，在调治中利用圈疗排除脾胃深部的寒湿之气，再配合香灸和自制膏药贴敷，温中散寒，健脾益胃。此外，我们还要求技师教授患者学习刘氏圈疗腹部揉术进行自我按揉，促进肠胃蠕动。

我在去年冬天调理了一个肺癌晚期病人，虽然调理过程只有短暂的几天，却使我又一次感受到了三步法对于癌症晚期调理的有效作用。

2018年12月19日，这位患者由两个家人扶持，从福建辗转来到西安刘氏圈疗调理中心。患者已经74岁，肺癌晚期，对治疗已不抱幻想。这次是在日本东京大学工作的医学博士王教授向他介绍了刘氏圈疗，他在电话里与我沟通后才来到西安。从他们住的酒店到圈疗中心不过百多米距离，这位患者由两个人搀扶着却还是举步艰难，数次要求歇会儿再走。

他走进调理中心时，我很吃惊，尽管知道这是一个年过七旬的重病患者，身体会很虚弱，但他的状态也太令人担忧了：面如死灰，形容枯槁，他的两位家人几乎是架着他才进来。他坐下来之后，气喘吁吁地干张嘴，却说不出话来。他的生命力已很弱，连说话喘气都成问题了。和他的家人简单沟通后，我立即开始为他调理。

病人最急迫的问题是呼吸困难，而造成呼吸困难的原因是他本身肺功能衰弱，加之体内炎症，导致呼吸道瘀堵，鼻腔里也有黏堵物。我先对他施以揉术，主要按揉迎香穴，然后按揉督脉，香灸也是以督脉为主。贴膏是脊柱一条线，胸前从天突至丹田，腰部沿带脉贴一圈，与后背贴膏线交会，双足由内踝始至足跟贴敷。

由于局部疏通了瘀滞，整体提升了阳气，病人体能恢复十分明显。他次日晨来中心时说，昨天调理后他不让人扶一直走回了酒店，晚间睡得也好。之前走百步都要歇好几次，今天感觉有力气了。但是，因生活上的种种不便，他三天后就要返回福建。我只好抓紧利用这三天尽量为他做深度的调理，每天上、下午分别调理一次，加长香灸的时间，加大香灸的面积。

第二天揉天突，灸睛明、印堂，然后灸后背脊柱肺俞区。贴膏药主要贴耳背、脊柱，身前以任脉为主线，至带脉处贴一圈，形成一个回环。第三天开始，灸睛明、迎香，患者的状态大为改观，呼吸急促吃力的样子消失了，对我说他晚上睡了个好觉，感觉腿上也有劲了。

患者在西安只待了不到四天时间，共调理了七次，他表示调理效果非常好，许久没有这种身体轻松舒泰的感觉了，但因陪同他的家人有事，不便长期调理，只能以后有机会再来。我教他家人学会了使用香灸和贴膏，让他们带药回乡自行调理。

病人的气促现象很严重，呼吸不顺畅甚至困难，这是因为癌肿会阻隔淋巴结，导致淋巴液回流受阻，聚集在胸腔，进而引发胸腔积液，加剧了气促现象。短短几天时间，我们虽不能整体改变他的病症，但能够改善他的呼吸状态，使他减少痛苦，恢复体力，增加一点对抗癌症的正能量。

很多晚期患者癌扩散严重，机体衰竭，医生已无力回天。但晚期调理不是没有意义的，中医的调理有时以缓解疼痛为主，有时改善病人消化、排泄功能，增强营养吸收，局部或阶段性地缓

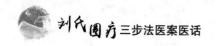
解症状，对于癌症晚期病人来说，能够缓解他们的痛苦就是最大需求。

癌症乃不治之症，这谁都知道，但谁也不愿束手待毙，都还抱着一线希望，我们不敢轻言能治好患者的病，但为其缓解痛苦是有把握的。我父亲当初就是针对癌症发明的圈疗法，用圈疗为患者调理若干疗程，能一定程度地缓解疼痛并减缓癌细胞扩散。

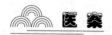 医 案

宫颈癌案

基本情况： 孟某，女，现年 63 岁，汉族，家住西安东郊某小区，2018 年 10 月 10 日来圈疗中心求治。述 2018 年 8 月感觉身体不适去医院检查，确诊为宫颈癌，遂入院治疗。放疗一个疗程后，身体出现多种不适症状，头发脱落，睡眠、饮食极差。病人不愿再接受医院安排的放疗，来圈疗中心求治，希望用安全绿色的中医疗法缓解病情。

既往史： 以往体健，无药物过敏史。

诊断： 病人提供医院出具的诊断书和放疗报告，显示为宫颈癌晚期。病人放疗后反应强烈，身体衰退明显。揉术至阳区有结节、疼痛明显，后脑处有结节、疼痛明显，双侧腹股沟压痛明显，指下能触及条索状结节，足末端刺痛。

调理方案： 前期采用三步法中的揉术、香灸、贴膏，化瘀消炎，软坚散结。鉴于患者放疗后体质衰弱，不思饮食，应同时调理脾胃，制订营养食谱，改善脾胃不和、消化不良、营养不

足的现状，逐步增强自身抵抗力。待体能有所恢复后再行圈疗，以下腹、后腰部位为主反复画圈，彻底排毒化瘤，控制癌变的发展。

调理过程： 第一疗程主要以大椎、耳后、后脑排毒为主。从双乳根及胃区排毒、排风开始，药气逐步向深层渗入，身体状态由不平衡趋向平衡。耳朵、腰部痒感消失后，溃烂已结痂，四肢、后背、腰部温度偏低。双侧肩井区皮下有结节，按压疼痛。

第二疗程揉术腰、臀、腹部和腹股沟，香灸至阳、脾俞、胃俞、命门、八髎、神阙、子宫穴、足三里、三阴交、涌泉等。揉术时腰部及下肢疼痛，下肢有抽搐感，香灸大椎时热传导局限，腰臀部酸困，灸命门时出现大片白色梅花斑。患者反馈感觉有一个大气团由里向外扩散，有胀感，此为内在寒气外排现象。灸至中期，患者自觉有一股热流向肚脐传导。后期几次香灸时，大椎、至阳红白斑渐淡，说明阳气恢复。脾胃区刺痛缓解，下肢热传导可至膝关节。贴膏腹部及腹股沟、腰、臀、小腿、脚踝。

第三疗程基本同上，香灸部位和贴膏区域做了一些调整。患者自觉有胀感向外顶，腹部热感增强，灸神阙时腹部有蠕动感，腰部有热血奔突的感觉，腹股沟亦有扎刺感。灸后全身出汗，感受到前所未有的轻松。此疗程结束后，患者赴医院复查，结果显示盆腔积液消失。

第一阶段的调理效果明显，增强了孟女士的信心，她主动提出要接受圈疗法治疗。于 11 月 15 日开始以画圈为主、辅以香灸的圈灸治疗。圈疗第一、二疗程中，患者出现两腿发抖，后背发凉，双下肢凉，耳后、乳房下蜇痒等症状。香灸肩井穴、肘、手臂有胀麻感，乳根溃烂处化脓，右侧乳头微红肿，疼痛减轻，睡眠好转。同时，以前身体时冷时热的现象解除，前胸温度下降，

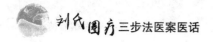
其他部位升高 2℃，进入阴阳平衡期。舌质微红，开始有薄苔，这是胃气始复的表现。

第三、四疗程画圈、香灸方法同上。画圈后背痒感明显，腰部、两腮轻痒，渐现腋窝排毒。右侧肾区肌肉寒凝发硬，左侧腹股沟向上 3cm 处有一痛点。腰部下圈发紫，妇科下焦排瘀，右侧后脑勺、大椎右下方 2cm 处、命门俞穴处均有结节。左侧肝区、脾区、胃区、肾区及右侧腋窝旁出现划痕，上半身痒，大腿正面痒，身体右侧温度偏高。香灸反应：后背、耳后、前胸、腰部痒感减轻，各部位热感明显，脊柱左侧烫点较多，出白点较多，右侧正常。香灸过程中胃区有肠蠕动反应，腹部有抽疼反应。

2019 年 1 月 3 日，开始第五和第六个香灸疗程。灸八髎、长强、左侧腹股沟疼痛点及右侧委中至脚底、脚面。贴膏脊柱一条线至长强，任脉天突至丹田贴四分之一张，带脉贴四分之一张。灸八髎时宫颈口有疼痛感，灸左侧腹股沟时小腹左侧痛感强，按压有结节，按揉左侧小腿委中有结节，足跟筋硬，脚底沙粒状结节多，揉、灸后有缓解。2 月 20 日下午 6 点左右，宫颈口持续抽疼，有分泌物排出，当晚饮食、睡眠转好，精神状态佳。

之后的圈疗疗程中，左侧小腿、脚踝出现肿胀，说明体内寒毒下行、外排，分泌物中有血色，宫颈口由原来的抽疼变为常规疼，有血块排出，小腿、脚踝肿胀明显，分泌物逐减。

调理结果：截至目前，孟女士已经进行了历时 6 个月的圈疗综合调理，共进行了圈疗 104 次，揉术、香灸、贴膏近百次。

经过 6 个月的调理治疗，孟女士的病情就有了初步的改善，主要表现在疼痛缓解，睡眠、饮食好转，精气神有所恢复，情志向好。第 5 个疗程后，患者掉光头发的头顶长出了新发茬。之后的各疗程以圈疗、香灸为主，局部施以揉术，根据病情变化，及时调整方案，深层排毒化瘤，阻止癌变。

附：孟女士的调理治疗经过——三进圈疗为哪般？

孟女士性格开朗，热情活泼，喜欢参加群体活动，属于那种刚进入花甲之年，身体、精神状态都比较好的那一类妇女，前些年就时常来圈疗中心咨询、参与美容保健活动，所以，与圈疗中心的技师们都很熟悉。

2018年8月上旬的一天，孟女士突然感觉身体不适，去医院做了个检查，谁知一检查便发现宫颈有疑点，之后留院进一步复查，经活检确定为宫颈癌，且已扩散。这意外的噩耗如同一个晴天霹雳，一下子就把孟女士击垮了。从医院出来，孟女士没有回家，而是直接来到刘氏圈疗调理中心。听她讲了突然降临的重大病情，大家都替她难过。当孟女士流着泪问她的病能不能在圈疗中心调理时，我告诉她，刘氏圈疗本就是针对癌症的，我们有过多例宫颈癌、卵巢癌等经调理治疗后缓解较好的案例，对于她这种情况可以用圈疗和香灸疗法进行消炎排毒，扼制癌细胞扩散，缓解病情。听了我的介绍后，孟女士当即表示等自己和家人商量后安排好，即来圈疗中心接受中医调理治疗。

孟女士回家后讲了自己的想法，却立刻遭到全家人的强烈反对，一个小小的中医调理部哪能治这么重大的病？亲人们意见一致：这么大的病，一定要到全市最好的大医院治疗。于是，家人便把孟女士送到市里有名的大医院住下来接受治疗，医院很快制订了治疗方案，因为癌已扩散，做手术切除已不能解决问题，只能采用放疗法医治。

一个月后，孟女士再次来到圈疗中心。当她一步步走进调理中心时，中心的调理师们全都大吃一惊，仅仅隔了一个月，她就像换了个人，一下子变得神情憔悴，面容枯槁，头发掉了多半。一个活生生的，热爱生活、喜欢运动的人这么快就变成一个举步维艰、喘息不止的重病人！调理师一边安慰她一边问情况，孟女士说她经过一段时间的放疗后，现在一吃饭就恶心呕吐，全身无力，一走路就气喘，晚上睡不着觉，头发大把大把掉。孟女士伤心不已，哭着问道，像她眼下这种状况，圈疗还能不能医治？她实在不愿再去做放疗，希望圈疗能救她。最后哭喊道："你们救救我！救救我！"

我和妇科专家一起专门为孟女士制订了调理方案，鉴于她身体虚弱、邪毒旺盛的现状，先采用三步法中的香灸、贴膏，化瘀消炎，软坚散结，并同时调理脾胃，改善脾胃不和、消化不良、营养不足的现状，逐步增强自身抵抗力，等体能有所恢复后再行圈疗，排毒化瘤，控制癌变的发展。

按照这个方案调理了一个疗程（10天）之后，孟女士的状态有了初步的改善，主要表现在饮食好转，有食欲，精气神有所恢复，甚至掉光头发的头顶也隐隐长出了新发茬。就在这个时候，孟女士的家人要把她接回家，主张她回到大医院继续做放疗。孟女士不愿再去放疗，说自己相信中医，只有中医才能救她的命。可是，孟女士的家属还有她的兄弟姐妹组成了强大的阵线，坚决要让她去放疗。他们认为孟女士刚刚发现癌症，应该及早在大医院做彻底的医治。这一回，孟女士态度坚定，任谁说、任谁劝也不去放疗，因为她自己亲身体验了放疗的危害，经历了身体各项功能全面衰退的痛苦，也感受到了圈疗调理带来的变化，所以，激烈的争执持续了好几天，孟女士最终还是顶住压力回到圈疗中心调理治疗。

第二个疗程中，孟女士感觉身体有明显变化，有力气，能吃饭，能睡好觉，这增强了她对抗疾病的信心，于是主动要求画圈治疗。调理师担心她身体虚弱，因当时排毒明显，脖子上出现一片水疱，劝她等体质恢复一些再画圈。孟女士表示自己感觉好多了，能接受圈疗，只有圈疗才能排出体内深层毒素，阻止癌变，遂施行画圈治疗。之后，经过几个月的调理治疗，孟女士病情稳定了下来，体征、心情都有好转。

调理这个病患的过程中，我对香灸女性任脉的神奇作用有较深体会。行灸时要细致观察皮肤颜色的变化，及时调整香灸路线，静态调理与动态调理相结合，争取最佳祛湿排毒功效。孟女士出现黄斑较重，说明她体内瘀毒很深，癌症就是这样，初期人们毫无察觉，当感到身体不适时已到中晚期。

目前，孟女士还在与癌魔抗争着，精神状态日渐好转，每天自己来到调理中心接受香灸、圈疗。不敢说我们能够彻底治好她的病，但近半年来，她所承受的痛苦得到缓解，疼痛的折磨以及放疗带来的身体衰弱的苦恼都渐渐消退，一度因放疗掉尽发丝的头顶上又有新发再生，她的精气神也明显得以恢复。

像孟女士这样三进三出圈疗的事例我们这些年来常常遇到，可以说这是普遍现象，人们在遭遇危病、大病的时候，总是想只有在大医院才多一分保障。其实，无论多么先进的大医院，眼下对癌症都没有更好的方法。放疗、化疗似乎是对付癌症唯一的手段，但是这种治疗的结果未必尽如人意，因其对病人身体整体机能的损害，杀死癌细胞的同时也摧毁了人体的免疫力，往往一段时间后肿瘤会再度复发或转移，于是再度放疗、化疗，几番折腾后，人的生命基本也就到头了。我们就接收过很多这样的病案，病人癌细胞全面扩散，体能殆尽，积蓄也花完了，在走投无路的情况下，回过头找以前不愿找的民间中医求治，因为这里不会拒

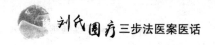

病人于门外，不需要交数万元押金，即便不能治好，总可以缓解疼痛，好的中医还会教一些自医自疗的方法。

宫颈癌晚期阴道出血案

基本情况： 陈某，女，65 岁，贵州人，2016 年 10 月 30 日由女儿陪同来圈疗中心求治。述一个多月前不明原因出现下腹坠痛并伴阴道不规则出血，每次出血量较大，色鲜红。当地医院经病理检测后，诊断为宫颈非角化型鳞状细胞癌，并告知其家属：患者宫颈癌已进入晚期，鉴于年龄偏大，不建议手术治疗。患者女儿听闻过西安刘氏圈疗有过多起调理治疗宫颈癌晚期的案例，并可学会在家自医自疗，便携母前来求治。

既往史： 患者无基础性疾病，无药物过敏史。

诊断： 患者精神萎靡，皮肤暗黄无光，气色差。揉术查体：腹部揉术探查时发现有明显的条索状改变，范围较大，质硬；腹股沟亦可触到条索状改变。遵义医学院附属医院病理诊断书显示为宫颈非角化型鳞状细胞癌。

调理方案： 患者为家庭妇女，无医疗卫生常识，为减轻其心理压力，始终未对患者言明诊断结果，中心称为其调理子宫肌瘤。鉴于患者基础情况较差，腹部疼痛明显，采取较为温和的刘氏三步法——揉、灸、贴进行调理，祛毒化瘀，缓解疼痛，阻止癌细胞发展蔓延。

调理过程： 2016 年 10 月 31 日至 11 月 7 日，第一次：揉术臀部、小腿、脚踝、神阙、腹股沟；香灸命门（疼痛处）、长强、神阙、气海、关元、腹股沟、右脚、涌泉。灸之前腰疼痛难忍，腹部、腹股沟疼痛，灸后疼痛减轻，感觉全身轻松。阴道出血无改善。

第二次：揉术臀部、小腿、脚踝、神阙、腹股沟；香灸命门、长强、神阙、气海、关元、涌泉。调理完后腰痛减轻，到晚上12点左右，腰、小腹疼痛难忍到天亮。阴道出血量略有减少。

第三次：揉术全身；香灸至阳、大椎、命门、长强、神阙、气海、关元、涌泉；贴膏肝区、胆区、脾区、胃区、小腹、腹股沟、臀部、小腿、膝关节。灸之前小腹疼痛，调理后疼痛消失，感觉全身很轻松，阴道出血量略有减少。

第四次：揉术全身；香灸至阳下脊柱一条线、长强、神阙、气海、关元、委中、承山、涌泉；贴膏肝区、胆区、脾区、胃区、腹股沟、臀部、膝关节、小腿。灸后很轻松，晚上睡觉也好了。阴道出血量较前减少。

调理结果：之后的各次调理基本与上同，腹部疼痛间隔时间延长，疼痛程度渐轻，阴道出血量也较前明显减少。

因患者女儿的孩子尚小，需要及时返回照料，不能长时间在西安陪母亲调理治病，中心技师为其传授三步法操作要领，嘱其带梅花香及药膏返家为母亲调养，并接受定期回访。一个月后回访，病情稳定，症状未再发展；二个月后回访，病情稳定；三个月后回访，病情稳定，很少出现疼痛。

乳腺癌案

基本情况：张某，女，43岁，陕西西安人，2019年4月12日来圈疗中心求诊。述2016年2月5日在医院例行体检中发现右侧乳房有多发性肿块，医院判断为乳腺癌，建议手术切除，患者本人未采纳，亦未做进一步确诊和处理。当年5月因肿块增长

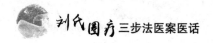

感到不适再行检查，确诊为右侧乳腺浸润性癌。之后经数次检查治疗未见效果，癌痕开花破溃加剧。

现病史： 患者为某医院护士，2016年2月5日发现右侧乳房有多发性肿块，判断为乳腺癌。当年5月11日行乳腺钼靶检测，诊断为右侧乳腺浸润性癌（BI-RADS V类）。右侧乳腺外上象限2点钟方向肿块较前明显增大，大小约 2.0cm×1.3cm，该肿块下方新增一大小约 1.0cm×0.9cm 的肿物。右侧乳腺内上象限后 1/3 处肿块较前增大，大小约 1.6cm×1.4cm，其后方与胸大肌重叠处的肿块亦较前增大，大小约 1.0cm×0.9cm。双侧腋下淋巴结有多个小结节，较大者约 1.1cm×1.0cm。患者未接受院方手术建议。

2017年4月1日，再次行超声检查和乳腺钼靶检测，提示右侧乳腺浸润性癌，考虑多发病灶，较前明显进展。患者自感肿块触之变硬，右侧手臂抬举受限，伴牵拉痛，影响睡眠。口服中药调治，肿块未见明显变化。2018年10月，右侧乳腺外上象限2点钟方向的肿块开始出现拇指大小溃疡面，入院医治，因治疗方法不当，溃疡面迅速扩大溃烂。

诊断： 患者乳腺瘤体重度溃烂，右臂抬举障碍，活动受限，伴右侧腋下牵拉痛。心悸胁胀，腰酸膝软，夜寐不酣，恐惧焦灼，苔薄黄，脉弦细。体查：右侧乳房外上象限2点钟方向、距乳头4cm处有一癌痕开花破溃，出现一大小约 11cm×10cm×4cm 的空洞型溃疡面，创面内可见多处坏死组织，呈灰暗色，脓液外溢，散发出腥臭味，溃疡面周边皮肤呈不规则豁口状，红肿坚硬，触之如岩石。在右侧乳房内上象限后 1/3 处有一直径约4cm的肿块，质硬，表皮完整，肿块顶部皮肤薄亮。右侧腋前有两个明显的结节，质硬，直径约 1.2cm。

调理方案： 应用刘氏圈疗三步法中的灸、贴技法调治。香灸创面周边和前胸、后背局部，清创消炎，控制感染；局部贴膏，拔毒去脓，祛腐生肌，促进溃疡愈合。

调理过程： 在病灶上方悬灸时灸感明显，有明显的热感、针刺感和烫感等几个层次，伴鲜红色渗液和脓性渗出物，溃疡面周边皮肤出汗较多。贴膏于右乳溃疡面周边皮肤及几个肿块上后，夜间休息时患者自感膏贴有明显的牵拉感和痒感。经几次调理后，溃疡面周边皮肤色泽变红，质地较前变软。右乳内上象限后 1/3 处的肿块质地变软，缩小至直径 3.5cm 大小，顶部皮肤恢复成淡红色。右侧腋前两个肿大的淋巴结也变软变小。第二个疗程从调理思路和手法上做了些调整，不再对右乳内上象限后 1/3 处的肿块和右腋下两个肿大的淋巴结进行香灸，而是围绕乳头、乳晕、乳根及乳房外侧缘，由点及线到面对整个右侧乳房进行香灸，以疏通腺管，软坚散结。

调理结果： 目前已调治两个疗程。第一个疗程结束后，右乳外上象限 2 点钟处的溃疡创面从最初只有一处痛点增长至有四五处，敏感度明显增强，灰暗色的坏死组织面逐渐剥脱缩小，腥臭味变淡。同时，创面随着红色肉芽组织的生长而逐渐向上隆起，使溃疡面的深度（最深处）由原来的 4cm 减小至 3cm 左右。第二个疗程调治至第 5 次，右乳外上象限 2 点钟处的溃疡创面痛感减轻，夜间睡眠有好转。溃疡面的深度（最深处）由原来的 3cm 减小至 2cm 左右，右乳内上象限后 1/3 处的肿块质地开始变软，缩小至直径 3.3cm 大小，顶部皮肤恢复成淡红色。右侧腋前两个肿大的淋巴结也变软变小，伴少许触痛。调治期间食寐渐好，右侧手臂抬举轻松，前后左右活动自如。

患者目前创面逐渐愈合，肿块变软变小，不适症状明显缓解，体力恢复，心情由原来的绝望抑郁转为积极乐观，能够适当

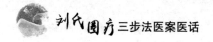

做些家务，并遵医嘱积极配合饮食指导，保证了营养支持，正满怀信心地投入第三疗程调理。

按：这一例肿瘤案尚在调理治疗中，目前取得的效果不仅使患者脱离了危险，减缓了痛苦，也使医者感到惊喜和欣慰。这是一例重度乳腺肿瘤溃烂案，是一个未行手术、病情进展至后期的典型肿瘤案例，患者因不愿做手术和化疗延误了治疗时机，后又经多次治疗不当使病情恶化，已经到了危及生命的程度。刘氏圈疗调理中心在极其简陋的条件下，应用简单易行的梅花香灸和膏药贴敷，在20天内扭转了危情，改变了瘤体溃烂长期未能扼制的病况，再次验证了刘氏圈疗三步法的功效。

患者初来时症状十分严重，肿瘤全面溃烂，由里至外脓液四溢，恶臭溢满调理室。技师们看之皆惊，从未见过乳腺肿瘤腐烂恶化严重到这个程度。患者及陪同来的爱人皆面色如土，长期以来疾病的折磨和四处求医的奔波，已经使他们身心疲惫，焦虑、恐惧、悲伤、绝望等负面情绪已经摧垮了他们的意志和身体，也摧毁了患者的免疫力。

患者病情严重，病理复杂，但本中心调理思路简明有效：清创，控制感染蔓延，梅花香灸收敛干燥，减少局部渗出，贴膏活血化瘀、消炎止痛、祛腐生肌。两项技法叠加，温通经络，行气活血，激活创面气血循环，促进创面肉芽生长。在这个医案中，梅花香灸与刘氏自制膏药扶正祛邪、软坚散结的强力功效得到了良好的体现。

同时，这个医案还体现了刘氏圈疗体系三步法"动态中调、治、养"的理念。患者由于病情严重，长期食欲不振、睡眠不安，机体缺乏营养，出现消瘦、低蛋白血症等，如不能及时调整，会合并感染，危及生命。本中心把"养护"作为调理方案中的一项重要内容，技师每天详细叮嘱病人在家里采取养护措施，注重营养支持和脾胃的调理，加强营养供给，增强免疫力。刘氏圈疗历来倡导医患互动，倡导简便易行的患者自医自疗、自我养护的方法，大大减轻了肿瘤患者的心理压力和经济负担，有效减少了肿瘤患者及家人的负面情绪，增强其抗癌信心。

卵巢癌术后复发案

基本情况：巫某，女，54岁，汉族，四川凉山人，2017年11月20日来西安刘氏圈疗中心求治。述2004年因子宫肌瘤、巧克力囊肿，行子宫全切术后长期腹痛；2008年B超检查发现巧克力囊肿复发，长期服用中药；2014年因腹痛行超声波介入治疗，2015年囊肿再度复发，伴有腹痛、发热，行腹腔镜切除术中发现有乳头状结节，即改行肿瘤减灭术（开腹），术后病理检测显示为透明细胞癌；2017年体检发现左下腹包块，来圈疗中心之前，经6个疗程化疗。现腹痛难忍，饮食、睡眠皆差，精神恍惚，倦怠无力。

现病史：患者10年前因子宫腺肌病、卵巢囊肿行子宫、卵巢切除术，后继发巧克力囊肿，口服中药控制。2014年行超声介入术治疗巧克力囊肿，1年后复发。因术中发现囊肿组织有乳头状改变，立即剖腹行卵巢肿瘤细胞减灭手术（双附件＋大网膜＋阑尾＋盆腔淋巴结清扫）。卵巢透明细胞腺癌术后2年肿瘤复发，化疗6个疗程。卵巢透明细胞腺癌Ⅱ期，未做化疗，长期口服补肝肾、调肝脾、化痰除湿、解毒抗肿瘤的中药调理。2017年7月腹部B超发现左下腹包块，CT示盆腔左侧结节状软组织密度影，大小约4.3cm×3.9cm×2.4cm，病灶与宫颈残端分界欠清，即行化疗。化疗第 2 个疗程后，CT 检查示盆腔肿块大小约 3.3cm×1.7cm；化疗第 4 个疗程后，CT 检查示盆腔肿块大小约 3.3cm×1.7cm；化疗第 6 个疗程后，CT 检查示盆腔肿块大小约 3.1cm×1.7cm。化疗期间，患者自感口干，眠差，皮肤出现丘疹，伴痒感，脚趾麻，偶见剥脱性皮炎，背部皮肤色素沉着，全身乏力，心悸。

诊断： 行专科揉术体查，背部揉术时，大椎、至阳、肺俞等处压痛明显，可耐受；下肢揉术时，环跳、风市、委中、承山及足部等处较背部压痛明显，委中、脚趾尤甚，难以耐受；行腹部及双侧腹股沟揉术时，腹部可见陈旧性手术疤痕，在下腹左侧可触到肿块，较固定，双侧腹股沟触痛明显，有结节，双侧大腿根内侧淋巴液回流不畅形成局部隆起。气血郁滞，阴毒旺盛，气血虚衰。

结合相关医院诊断报告及手术报告，诊断结果为：卵巢癌术后复发，卵巢透明细胞腺癌Ⅱ期。

调理方案： 患者病程长，病变复杂，现体质极其虚弱，特制订长期调理治疗方案。由于肿瘤多为本虚标实之证，该患者虽行手术治疗，但余毒仍在，此外，患者多次断续化疗，神经毒副作用表现明显。因此，调治初期必须从扶正和祛邪两方面入手，以刘氏三步法揉、灸、贴改善体质，增强抵抗力，消减化疗药物所带来的神经毒副作用。待体质有所改善之后，次年开春之际再行"刘氏三步法＋圈疗"，由表及里进行全身体质调理。初期调治方案以扶正为主，揉术以腹部和脊柱一条线为主，将化疗所造成的瘀、滞、堵进行疏松与疏通，香灸则以背部的扶阳、腰腹部的祛湿排毒、腹股沟的软坚和下肢末梢的疏经通络为目标，香灸结束后贴膏肝区、胆区、脾区、胃区、脊柱一条线、臀部和下肢，进一步化瘀散结。

调理过程：从 2017 年 11 月 20 日至 2017 年 11 月 24 日，患者经七次调理后，腹股沟痛感消失，结节缩小，趾端麻感减轻，整个人精气神提振，体感轻松。之后携梅花香、药膏返家，由其夫协助自行调理。

患者丈夫王先生是一位临床经验丰富的中医，返家后他坚持不间断地为妻子调理达六个月，此期间，妻子的病情不断有好的转变：腹股沟疼痛减弱，局部痒症渐消，化疗药引发的神经毒性反应——脚麻感消失。

2018 年 4 月 17 日，王先生带妻子做了一次 CT 检查，结果显示：盆腔肿块大小约 3.1cm×1.7cm，双侧腹股沟淋巴结肿大较前略缩小。作为一名医生，王先生深知这样的检查结果对妻子和这个家庭来说意味着什么，当即给圈疗中心打来电话："病情稳定，没有发展，这本身就是疗效，而且双侧腹股沟淋巴结肿大也较前缩小了，这都是好消息，谢谢你们！"

2018 年 5 月 21 日，按照长期调治规划，患者在其丈夫的陪同下再次来到西安圈疗中心调治。经过半年在家中的自治自救，患者的精气神转好，食、眠、便基本正常。行揉术专科体查时背部及下肢无明显压痛，下腹左侧可触到肿块，较固定，双侧腹股沟有触痛，有结节存在。

从 2018 年 5 月 22 日至 6 月 10 日，患者进行了两个疗程调理。第一疗程采用揉、灸、贴三步法调理，第二疗程采用"三步法＋圈疗"，一个阶段 10 次，分大小圈，每天 1 次，每次画圈 5 遍。

第一疗程中，揉术以腹股沟、下肢、膻中、头部为主，逐步扩至全身；香灸主要是腹股沟、风市、足三里、脚面、神阙、膻中、承浆、印堂、百会；贴膏部位：肝区、胆区、脾区、胃区、臀部、小腿。揉术之后，香灸传导较快，腹股沟热传感强，脚麻的感觉减弱，饮食、睡眠向好，腹部疼痛明显减弱。

第二疗程画圈，小圈 7 天，初画时颈部发红，头皮发热，胸前和后背至阳周围发红，手臂两侧发红，头顶冒热气，中期面部、颈部发红刺痛，双耳、头顶冒热气，身痒难以入眠。反应与第一疗程大致相同，但体质好转现象更明显。睡眠变好，饮食好转。完成全部调理后，患者腹股沟疼痛基本消失，胸部、腹部整体感觉轻松，同时，肩周炎也得到缓解。

第一个阶段画圈排毒反应如下：

第一天画圈时，排毒孔发凉，颈部和至阳周围发红，头皮发热，头顶冒热气；

第二天画圈时，面部及双耳耳后红肿，颈部红肿，伴轻度破溃，有黏液渗出，挂圈液多，全身发冷，大便有排不尽感；

第三天画圈时，整个颈、面，包括眼部，出现红肿，伴刺痛感，颈部有溃烂，整个身体挂药均较前明显增多，足部温度回升，全身发冷，大小便正常；

第四天画圈时，颈、面、眼红肿，全身发痒，影响夜间睡眠，腹部发红，自感大腿内侧腹股沟结节较前变软变小，大便干燥，全身发冷；

第五天画圈时，眼、面部肿胀明显，刺激流泪，颈部溃烂加重，全身发痒，影响睡眠，小便正常，大便有排不尽感，全身发冷，后腰部发红；

第六天画圈时，全身发冷，面、颈部发红，肝胆区发红，下肢发冷，大小便恢复正常；

第七天画圈时，全身发痒，尤以手痒为甚，尚可入睡，二便正常，全身发冷；

第八天画圈时，痒感减轻，睡眠好，二便正常；

第九天画圈时，面部刺痛，流鼻涕，全身发痒、发热，出汗，两侧胁下出红疹，体积小，略高于皮肤表面，睡眠差，小便色深，大便秘结，全身发冷；

第十天画圈时，全身发冷，颈部与两侧胁下发痒，夜间因颈部奇痒和腋下痛而无法入睡，二便正常。

第一个阶段画圈过程中，患者全身发冷，画圈 8 小时洗完圈液后痒感明显，腹部肌肉松软舒适，下腹肿块处有痛感，乳晕颜色和背部色素沉着部位颜色变淡。

第二个阶段画圈排毒反应如下：

第一天画圈时，流鼻涕，全身发冷后又发热，出汗，右侧肩痛（曾患肩周炎），活动受限；

第二天画圈时，全身发冷，脚部温度较低，右侧肩周疼痛好转，活动范围较前增大，但右侧手部有痛、麻感，纳寐可，二便调；

第三天画圈时，无明显反应，洗完药后颈部和乳根处有痒感，纳寐可，二便调；

第四天画圈时，无明显反应，洗完药后颈部与四肢痒，乳根处有溃烂，右侧手部痛、麻感消失，纳寐可，二便调；

第五天画圈时，全身发热，洗完药后颈部奇痒、起红疹，纳寐可，二便调；

第六天画圈时，腋下及乳根处排汗多，颈部与乳根下奇痒，红疹减少，面部轻度肿胀，并开始蜕皮，颈部溃烂好转；

第七天画圈时，颈部、腋下和乳根下排汗多，较粘，小腹偶有坠胀感，有热气排出，纳寐与二便正常；

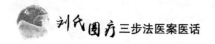

第八天画圈时，全身略发冷，挂药多，心中有燥热感；

第九天画圈时，颈部有红疹，伴痒感，洗完圈液后下午五点左右感全身发热，颈部痒感有减轻，纳寐与二便正常；

第十天画圈时，全身感觉发冷，颈部痒感轻微。

第二个阶段画圈过程中，患者时有全身发冷、发痒，颈、肩、眼、耳后、面及乳根部反应明显，有红肿、溃烂、奇痒、红疹、排汗等表现，原有的肩周炎明显缓解好转，腹部肌肉进一步松软，自觉腹部肿块痛感减轻，腹股沟结节变软、变小，乳晕颜色和背部色素沉着部位颜色变浅。

调理结果：两个疗程的调理治疗完成后，患者夫妻二人为了不影响工作生活，再度回家自疗，我亲自将圈疗技法教授给患者丈夫王先生。为了熟练掌握画圈技法和精准地体会圈疗的排毒反应，王先生在妻子画圈治疗期间，要求中心给自己也做了一个疗程的圈疗以亲身感受画圈后身体的反应，这样，在为妻子调理期间，他就能够准确地根据妻子的病情变化进行相应的处理。

患者夫妻二人返家后一直坚持应用刘氏圈疗三步调理治疗，感觉明显好转。2018年8月24日和同年12月10日进行了两次CT检查，均显示盆腔左侧结节影较前缩小，双侧腹股沟淋巴结肿大较前缩小。患者体能恢复较好，工作、生活基本恢复正常。其夫王先生向中心反馈：他会继续坚持用刘氏圈疗三步法为妻子调理，即便是带癌生存，也要减轻病患给妻子带来的痛苦。

按：这个医案令人难忘的是患者巫某和她爱人王先生在大病面前的坚强和智慧。五十多岁的王先生是一名中医副主任医师，有丰富的临床经验，但当自己爱人身患癌症时，却苦无良方。巫某罹患多种疾病，一病未愈，一病又袭，经受了长时期的病痛折磨。几年时间里，手术、化疗，身为公安干警的妻子被彻底摧垮了，生活被阴霾笼罩，一家人备受煎熬。此期间，王先生一直在思考寻求治疗妻子疾病的方法。2017年，他在当地图书馆看到了我编著的《中医药外治探秘》一书，当即买下这本书回家连夜通读。他对刘氏圈疗在中医药外治方面的探索和创新技法，尤其是调理治疗癌症的思路非常感兴趣，于是决定带妻子赴西安寻找刘氏圈疗求治。他通过询问出版社责任编辑找到刘氏圈疗中心联系方式，带着妻子辗转从凉山飞到昆明又转机到西安。

王先生是中医同行，又是个有心人，他不是简单地求医治病，他从调理之初就设想要学会刘氏圈疗技法的操作技术，以便长期为妻子在家里自医自疗。同时，还设想通过自己的学习掌握这门技法，把它带回自己所在的医院，在家乡推广应用，为更多的人祛除病症。我明白王先生的心思，也支持他的想法，所以在调理过程中，我有意为王先生介绍三步法的核心思想，即圈疗特有的病理认识是着眼于人体瘀、滞、堵，调理重点是通经络，活气血，促平衡。只有保持经络气血运行畅通，才能维持机体状态的平衡。所以圈疗主要是从经络与气血的调治入手，激发人体的自治、自愈能力，这也是"三分治，七分养"的核心理念。王先生心领神会，一边照顾妻子治病，一边学习领会刘氏三步法的医理和技法。

应用刘氏圈疗体系三步法，对于肿瘤术后的患者，可以扶正祛邪，增强肿瘤患者术后的体质，提高免疫力，控制病情进展，减缓放化疗药物对机体产生的神经毒副作用。此外，"三分治，七分养"，这个案例的成功离不开王先生对妻子的精心照顾与精神慰藉，这使患者能积极乐观地配合调治。

王先生把自医自疗发挥得极好，对刘氏三步法疗法的认识深刻而全面，坚定的信念加之持久的毅力，完美地诠释了刘氏圈疗

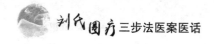

调养结合、自医自疗的特色。

霍奇金淋巴瘤案

基本情况：段某，男，57岁（2002年），山西晋城人。2000年确诊患左颈部原发性霍奇金淋巴瘤，后在山西、北京等地治疗，2002年因肿瘤复发来刘氏圈疗中心求治。

现病史：患者1999年10月突然出现左颈部淋巴结肿块，赴医院检查后诊断为"淋巴结结核"。治疗后效果不佳，肿块增大。2000年经市医院活检确诊为霍奇金淋巴瘤，随后又在北京304医院再次诊断为左颈部原发性霍奇金淋巴瘤，住院化疗两个疗程，肿块缩小，化疗4个月，服中药60余服。2001年10月患者因感冒引起咽喉疼痛，在烟台医院做B超，发现左侧颈部有两处淋巴结肿大，12月又去北京304医院复查，确诊为原淋巴结肿块复发，继续进行化疗。化疗两次后反应严重，导致化疗不能进行。痛苦无望之际，他听同室病友说起西安的刘氏圈疗，遂于2002年3月18日来到西安刘氏圈疗中心，来时左侧颈部肿大，面色暗黄，乏力，恶心无食欲，有低氯血症。

既往史：无药物过敏史。

诊断：淋巴瘤化疗后复发。

调理方案：圈疗，香灸，贴膏。

调理过程：2002年3月19日进行圈疗，患者化疗后身体虚弱，以基本圈为主，前后各画2圈，加颈部圈。圈后皮肤微红，有微刺感，颈部反应不明显。因为圈疗之特点是因体质而异，体质越好排毒越快，反之则慢，故先以调血为主。

3月20日至4月10日，香灸大椎、至阳、命门、八髎，以温阳通络、补气血为主，香灸时局部热传导局限，至 4 月 10 日，能明显感到灸八髎时热传导臀部扩散。每日先香灸 40 分钟，之后再行画圈。4 月 9 日起，患者开始肠排毒，圈后出现明显的肠蠕动、腹痛，排出黄褐色脓状宿便，此现象持续到 4 月底。

5 月中旬，患者低氯血症逐渐消失，面有血色，食量有增，开始出现全身排毒。圈疗除身体 4 个圈外，又增加了臀圈和双膝关节圈，引血下达四肢末梢。此番圈疗后，除涂药处及颈部外，左侧淋巴结肿块和前胸、后背均出现红热，出疹子奇痒，此属气血充盈，药气透皮吸收后正邪交争，是体内湿毒之邪排出体外的好转反应，此时对患者进行心理疏导甚为重要。患者明显感到左侧颈部淋巴结肿块变小、变软，对调理效果信心渐增。

至 6 月，圈疗已经进行近 70 天，调理方案仍以 4 个基本圈为主，同时在左侧颈部圈后贴膏。患者出现了第二次大的全身排毒，前胸皮肤溃烂、脱皮，上焦排完毒后开始下焦及生殖器排毒，睾丸出现红肿，严重时两睾丸肿烂持续数十天，遂暂停圈疗，用外科方法止痒消肿，在严重的溃烂处采用梅花香温灸，局部贴敷膏药，以维持疗效，也减少患者排毒时的痛苦。

7 月中旬，第二次自身排毒渐结束，身体陈旧性瘀毒排完后，机体进入一个自身修复阶段。此时使用梅花香灸督脉和膀胱经的脏腑反射区，施灸时身体经脉的瘀堵状态大为改善，灸肺俞和臀部时均有热传感，患者自述近来呼吸很顺畅，原来由于抽烟，咽喉不适，会出现气喘现象，现在完全改善。灸脾俞、胃俞时热传导能及中脘，胃功能有较大改善，体重也增加了 3 公斤多。施灸命门及八髎区域时，能感到腰部很温暖，热传导至膝关节，此时全身经络通畅，脏腑气血恢复良好。

当人体气血充盈时，体内的早期症状就会随之现出，这也就是我们所说的好转反应。此时患者原有的胃胀，以及耳部、眼部和咽喉的症状出现，这是好现象，在圈疗中治疗到一定阶段，当机体机能被修复激活后，以前旧病症状会显现出来，只要坚持治疗就会有好转。

调理结果：患者坚持调理了110天后，复发瘤体彻底消除，耳部、咽喉及胃部不适感尽退，食欲大为改善，睡眠亦转好，精神状态与初来时判若两人。授其自我调理方法后，患者带梅花香及药膏回家自行调理，一个月后反馈所有症状消失，之后又坚持自疗了一段时间，以稳固疗效。

附：一位霍奇金淋巴瘤患者的自述

我叫段学生，57岁（2002年），家住山西晋城市，在沁水检察院工作，1999年是我不幸的一年。10月的一天，我妻子给我洗头时发现我左颈部有两个小肿块，虽不痛不痒，但听人说是结核，心里很怕，便去运城医院检查，后来在该医院按淋巴结结核治疗两月有余。治疗过程中又出现了第三个肿块，连在一起，越长越大。2000年元月经市医院活检，诊断为"霍奇金淋巴瘤"。知道病情后我很恐惧，家人和单位同事都很紧张，很快把我送到北京304医院。304医院再次检查并做了两次活检，确定是原发性霍奇金淋巴瘤，住院化疗两个疗程后，肿块消除，接着又进行多部位放疗一个月。四个月后又化疗一次，出院回家康复治疗，吃中药60余服。2001年10月因感冒引起咽喉难受，在烟台医院做B超检查，发现左颈部有两个肿块，12月份又去北京304医院复查，因之前是淋巴病不能再做活检，后专家会诊，确定是原病未治愈，B超检查发现肿块增长。

这两年来经多次化疗、放疗，加上大量用药，身体已经很差，现在病情又出现反复，整天全身乏力，恶心，吃不下饭，睡不着觉。自己还不到 60 岁，人生似乎已经看不到希望了，陷入深深的痛苦之中。

就在这个时候，同病房一个病友的家属告诉我：西安有位姓刘的老中医，用中药治肿瘤，不受罪，效果还好，她准备接家人出院去西安求治。我向她要了地址，于 2002 年 3 月 18 日来到西安，找到了刘俊岑先生。当我第一眼看到刘氏圈疗的治疗方法时，不由大吃一惊：世上还有这样的治疗方法？用药水在皮肤上画圆圈就能治病吗？当时我还不知道刘俊岑老中医在医界名气很大，也不知道他这个"圈疗法"救治了成千上万的癌瘤患者。刘老很随和，看出我心里的疑问，就说："你不要怕，我既然留你住院治疗就有把握治好你的病，如果治不好我决不留你，不浪费你的时间和钱财。"听了这话，我虽然心里踏实些，却还是不抱多大希望，毕竟北京的大医院都治不好，而自己对圈疗又不了解。但既然奔波千里已经来了，还是抱着试一试的心态住院治疗了。

3 月 19 日开始圈疗，除皮肤有些发红，药干后有刺痒感之外，没什么特别的感觉，几天后依然如此。看到其他病友画三五天皮肤就出现红疹子，痒痛难受，大量排毒，那是治疗有效果的表现。可我画了二十余天，还是没有什么明显的反应，心里怀疑这种疗法对自己没有效果，产生出院回家的念头。刘老看到我情绪低落，思想不稳定，在治疗时和我聊天："你不能急，每个人的身体素质不一样，有的人药物反应快，有的人反应慢，要有耐心。"

就这样，在刘老的劝说下，我坚持了下来。画圈进行到快一个月的时候开始排毒，肚子疼，排便黏稠，呈黄黑色。画圈到 50 天的时候出现较大排毒反应，颈部、前胸发热发红、出疹子，奇痒难受，大腿内侧、手腕以上也出现大片红疹子。接着，前胸出现溃烂、脱皮。反复几次后，上身排毒缓和，下身却开始加剧，睾丸发红刺痒、肿烂脱皮，严重时多处肿烂，里外皆痛且刺痒。这样的排毒一直持续了40余天才逐步好转。又画圈10余天后，皮肤上的破溃之处虽然都好了，但感觉身体各器官出现了很多毛病：左耳出现耳鸣，听力锐减，有时出现视力模糊，咽喉似有异物、刺痒难受，干咳，肚皮摸着像海绵一样，有刺痛感和胀感，小腿肿胀，隐隐作痛。

我每天忍受着病痛，思想压力很大，看到别的病人渐渐好转，为什么自己治来治去毛病却越来越多？不由得常常烦躁不安。我心里又急又怕，给刘老诉苦，刘老不但不着急，反而说这些现象是好事。有一天我忍不住给刘老发脾气，刘老说："你不要怕，圈疗过程中就是要把以前未治好的病患都逼出来，病根子都出来了，坚持圈疗就能彻底治好。"第二天见面时，他给了我一张专门为我写的"悦心词"，让我坚定信念战胜病魔。

刘老的感召力使我安定下来，静下心来配合治疗，刘老多次调整画圈方案，我身上的各种症状渐渐消失。刘老为我治疗了110天之后，我的身体基本恢复，各种不适症状都消失了。刘老建议我外出旅游一次，调整一下心情，回来后再接着治疗，再治疗二十来天就可完全控制住病情了。我外出旅游了半个多月，回来后继续治疗，连续画圈20天，身体感觉良好，再也不出疹子了，皮肤不痒不烂，刘老说我体内病毒已经排完，再画几天巩固一下即可出院。

当我回到久别的家里时，家人和单位同事们看到我的样子都很吃惊，觉得我从死亡的边缘又回来了，又回到了生病以前的样子，都惊叹刘氏圈疗的神奇。作为亲历者，我对刘老和他的圈疗更是打心眼里敬佩。这样的中医、这样的疗法，救人于危困，治标又治本，真心实意治病救人。

三年的治病经历让我感受很多，中医治病看起来办法土，没有什么高级设备，但注重人的整体，注重从根子治疗。刘氏圈疗就是这样，用那么简单的方法治疗大病顽疾，但只要病人能够保持好心态，有信心有耐力，不怕皮肉之苦，坚持到底，就一定能收到好的效果。

一个好的中医，不仅要有过硬的医术，医德也很重要，也是治愈疾病的重要因素。在我动摇不定、失去信心的时候，刘老对我说："我这么大的年龄了，不会骗你，如果治不了你的病，我决不会让你在这儿耽误你的病，浪费你的钱财！"还给我写"悦心词"帮助我坚定信念。这样的医术，这样的良药，这样的仁心，让我终生难忘。

食管癌早期抑郁案

基本情况：潘某，男，49 岁，西安交大开元集团职工。自述 2000 年开始感到头晕，颈部强直，易怒，多汗，胸闷，心悸，心情郁闷，彻夜不眠。 2002 年病情加剧，以致精神恍惚，视物不清，口干舌燥。四处求医无果，2003 年 5 月 6 日在朋友介绍下来刘氏圈疗中心求治。

既往史：间歇性抑郁症。

诊断：精神萎靡，情绪低落，眼神发呆。医院诊断结果为早期食管癌、抑郁症。寻诊完后发现患者背部脊柱两侧左紫右红，分界清楚。这是由于病程长，长期消耗造成的严重阴阳失调所致。

调理方案：患者病程长，病变复杂，以十个疗程调理治疗，先期以揉术、香灸、贴膏调治，中后期画圈调治，静态调理和动态调理相结合，依据病情发展情况调整方法。

调理过程：揉术全身；香灸大椎、膏肓、心俞、神堂、百会等穴；自大椎穴循督脉自上而下画圈治疗。香灸大椎时吸香特别明显，灸后，神堂穴由暗红慢慢变红，遂贴膏。画圈时大椎、膏肓穴处大块皮肤由红变紫，刺痛，有烧灼感，胸部胀痛。

第二疗程施灸时背部脊柱两侧皮肤颜色基本一致，但在膏肓、心俞、神堂等穴位处出现暗紫色的凹陷。

第五疗程中，左腿足三里穴出现一个黄豆大的水疱，两天后自行破溃，有黄色脓液流出，患者无痛痒感，不日自愈。

第六疗程调理过程中，患者背部肤色渐渐变为淡红色，凹陷消失，气色好转。

调理结果：十个疗程结束后，患者气色甚好，热情健谈。为巩固疗效，又继续调理治疗了数疗程，患者饮食向好，体能恢复，抑郁症状消失，已回单位上班。之后曾多次回访，得知其精神状态良好，工作生活如常。

按：段某（霍奇金淋巴瘤案患者）和潘某两例医案是先父在18年前调理治疗的诸多病案中的两例，研究和温习这两例病案时，我的突出印象有两点：一是圈疗的软坚散结、拔毒剿毒功效的确强大，这是圈疗能够调理治疗癌症的前提；二是先父对于外治辨证的认识十分独特，这是刘氏圈疗能够独步杏林半个世纪的根本原因。

先父说："医重病大病须判三焦，即以上、中、下三焦作为分治提纲，头至胸为上焦，胸至脐为中焦，脐至曲骨为下焦。三者皆以气为贯，上焦心肺居之，中焦脾胃居之，下焦肝肾、大小肠、膀胱居之。大凡医上焦之病,将药研细末,取嚏法、涂顶、敷额、罨眉心、点眼、塞耳、擦顶、擦肩、扎指、敷手腕、涂手臂等法。余辨证运用药物行圈疗法,分内外圈药,涂于患者头顶、耳部、鼻部、肩部、胸部、背部等处要穴。在所取俞穴中,以膻中、背部穴为上焦要穴。这里须指出,余尤重用背部穴道,因为脏腑十二俞均分布于背部,其穴也是病邪易侵入之地,故脏腑病得治。"

"医中焦之病,古方治风寒用葱、姜、豉、盐,炒热布包掩脐上;治霍乱用炒盐布包置脐,以填脐或布包轮熨等法。余辨证运用药物行圈疗法,在患者腹部涂成内外大圈,在背部亦画成内外大圈,兼贴膏脾俞、胃俞。医下焦之病,有坐法、摩腰法、暖腰法、兜肚法等,余辨证运用药物行圈疗法,在患者小腹、大腿内外两侧、膝关节、后承山、内外踝、足心等处画圈。"

"三焦分治时,还须注意结合脏腑病机病因,具体辨证施圈。圈疗时药圈的功效可归纳为三种:拔、截、剿。气阻血凝病灶,拔之则病出,犹如将病毒从井底提出而歼之。凡病所经由之处,截之则病邪自断,犹如兵家伐交,断去敌方与周围的联系,聚邪攻之。凡病灶突兀部位围而剿之,使病邪逃不出圈疗的'魔掌'。"

从上述医案我们可看到,圈药渗入体内后对病毒实施拔、截、剿,同时还起到扶正祛邪、协调阴阳、升清降浊、调和五脏之气、修复脏腑机能的作用,激活免疫力,阻止癌细胞发展。

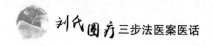

第二节　肿瘤术后调理及自我养护

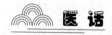 **医 话**

肿瘤不等于癌症

说到肿瘤人们就想起癌，肿瘤与癌症是紧密关联的，人们对于肿瘤的恐惧是由于它几乎是癌症的代名词。

肿瘤患者要有这样一种意识：并不是出现肿瘤就与癌沾上边了，其实癌的发生是个很偶然的事件。人体有百万兆的细胞，每天都有数十亿个细胞进行分裂，理论上几乎任何一个细胞都有癌变的可能，但还有比它更庞大的吞噬细胞群时刻防着它们，所以说实际上癌变的概率是极小的。而且细胞的恶性转化需要发生多种遗传信息的改变，肿瘤的发生是一个渐进的过程，涉及多级反应和突变的积累。只有当癌变的细胞失控之后逐渐向正常组织侵染，赋予突变细胞新的特性时，癌症才会一步步形成。

那么患者应该怎么认识、辨别自己的肿瘤呢？通常来说，肿瘤的形成都有一个过程，早期会表现出某些症状或体征，这是早期诊断肿瘤的重要线索。对于这些早期信号，应提高警惕。那么肿瘤常常会有哪些早期信号呢？

肿块会出现在身体各部位，如颈部、乳房、腹部等出现可触及的肿块，有大有小，皮肤颜色如常，无痛痒感；有的是面部或其他部位的黑痣或疣突然增大，颜色变深，出现渗液、脱毛、出血等，局部还会有不适感；有的是某部位如黏膜和皮肤上的溃疡较长时间不愈合；还有的是出现不明原因的咳嗽、痰中带血，经治疗不见好转或时好时犯，可伴有轻微的胸痛。这几种状态都要警惕，随时观察，及时就医。

西医采取手术和化疗、放疗的方法，以摘取肿瘤、杀死癌细胞，但是经过手术或放化疗的患者往往会出现反复，癌细胞卷土重来，并且迅速扩散蔓延。这是因为这种方式只治了标，没有治本，没有改变产生癌细胞的体质。随着医疗知识的普及，人们逐步认识到这一点，便有了越来越多的患者开始寻求中西医结合的保守疗法。

中医调理治疗肿瘤最大的特点，也是与西医最大的不同之处，是中医会避免损伤免疫系统，而千方百计增强免疫力，因为中医认为人体自身免疫力才是抵抗肿瘤或癌细胞的根本力量。中医治疗肿瘤的核心机理可以归纳为四个字——扶正祛邪，也就是说要解决肿瘤产生的矛盾。将肿瘤的高能量让人体重新转化利用，而人体的空虚之处又得以滋养、充足，恢复其正常的能量空间，让机体的失衡慢慢地调整过来，这样治疗肿瘤才有希望。

2019年4月，我们收治了一位乳腺癌严重溃烂的患者，其溃烂程度令人触目惊心，在医学高度发达的今天，这样的病案也极其罕见。问诊过程中得知，这是一个未行手术、病情进展至后期的典型肿瘤案例，是一例罕见的重度乳腺肿瘤溃烂案，在前期治疗中，患者因不愿做手术和化疗延误了治疗时机，后又经多次治疗不当使病情恶化，已经到了危及生命的程度。而近期溃烂进一步恶化的原因，是其主治医生认为患者病程迁延日久，身体亏虚，故持续给她进补。患者创面未愈，应控制感染，促进创面愈合，此时进补必然促使创口溃烂加剧，这错误的治疗思路导致病情恶化。

刘氏圈疗调理中心在极其简陋的条件下，应用简单的梅花香灸和自制药膏贴敷，香灸创面周边和前胸、后背局部，清创消炎，控制感染，并局部贴膏，拔毒去脓，祛腐生肌，扼制溃疡。经近20天调理，全面遏止住了瘤体溃烂，创面渐渐干涩收敛，炎症消退。至4月底，新肌生长态势良好，创面渐愈合。

这个医案再次验证了刘氏圈疗三步法调理治疗肿瘤的功效。

接触很多肿瘤病案，我要对大家说的是，不要一听到肿瘤就惊慌失措，肿瘤不等于癌，癌也不等于完全治不好。有的肿瘤只是短暂的表现，只是体内能量在某处的集结，有时是一股气，一种情绪，比如愤怒、忧伤、恐惧等，聚集起来阻止了气血运行，形成一个瘤体，这一类肿瘤可能过一段时间就自动消失、不治而愈了。

即便肿瘤成因复杂、变化多端，患者也要慎重选择手术或放化疗。肿瘤的康复，医疗干预只能起到一小部分作用，重要的是靠自己，要以良好的生活习惯、积极的心态应对肿瘤。说到心态我要强调几句，病人能树立起正信正念十分重要，这种信念本身就是一剂良药，中医调理治疗肿瘤的一个重要理念就是扶阳气、祛邪气，依靠机体自身全面对抗癌细胞，不让它有生存的土壤。

癌症是正常细胞的突变导致，因每个人体质都有差异，癌细胞突变的性质、程度都有差别，同样的方法对不同的人效果就大不一样。很多医案显示，治疗癌症成功或是因为人体免疫系统受到某种刺激产生了针对癌细胞的抵抗力，是患者自愈。

说到中医调理肿瘤，还有一件事值得一叙。

有这样一个发生在微信群里的故事，讲这个故事呢，需要先把背景给大家介绍一下。这个微信群建于 2018 年，群主是在日本东京大学工作的王博士，他是一位精通中西医、学识渊博又有丰富临床经验的医学家，近年来致力于新型融合中医学术研究。在他的影响下，一百多名分布在各个国家的中西医人士聚集在一起，商讨中西医结合对抗肿瘤的思路和方法。在交流讨论的同时，经常会有患者在群里发布患者求助的信息，急公好义的王博士及时组织各方"高手"出主意想办法治疗，这种方式成功地救助了一些疑难重症患者，群友们把这个群戏称为"国际抗癌群"。

2019 年初，群里有一位昵称为"茶人"的先生，发布了一条求医信息：福建某地有一个不足 5 个月的婴儿，长了一个巨大的神经母细胞瘤，这个肿瘤长在腹部，缠绕在腹主动脉上，影响到婴儿的成长。王博士立即转发了这条信息，并附发了相关医院检查报告，报告显示瘤体直径超过 10cm，凸起 4cm。看了报告和照片，我很吃惊，想想看，不足 5 个月的婴儿，长这么大一个瘤子，对于孩子的危害程度是有多么严重！发布信息的"茶人"先生介绍说，孩子父母带孩子去医院看过之后，医院给的建议是做手术和化疗。5 个月的孩子，能承受化疗吗？惊慌的孩子父母没有同意手术和化疗，四处求医打听治疗方法。

王博士认为不可采用手术和化疗，因为孩子实在太小了，而且这个瘤体很大，手术风险高，他建议从中医角度选择一个保守治疗的方法，说希望群友们都想办法救助这个孩子。于是，群里的西医、中医人士都积极地想方设法提出建议，在群里展开讨论，一场为拯救不足 5 个月婴儿的国际大救援就在群里展开了。

当时，王博士问我对这个事情怎么看，从刘氏家传技法上有没有适当的办法。我仔细看了"茶人"讲述的孩子的相关情况，看了孩子的 CT 检查报告，然后发表了我的意见。这是一场看不见病人的救援，我也只是依据刘氏圈疗调理治疗肿瘤的基本思想提出了自己的建议。

我认为这么小的婴儿是决不能考虑手术或放化疗的，就连用中医手法也要保守和慎重，香灸、贴膏都暂且不能用。孩子瘤体边缘清晰，没有发硬，颜色也浅，用轻柔的按摩应该能够缓解瘤体的生长。我建议孩子母亲每天早上把漱口前的唾沫吐在掌中，然后反复轻轻揉搓瘤体周边和背部相对应的地方。

王博士对我的意见很赞赏，当即让"茶人"把这个意见转告孩子父母亲。后来对方询问是否来西安调理治疗，我说冬季不适宜带孩子到处奔波，待以后再看情况决定。这件事情就暂告一段落了，大家在群里忙于其他学术上的讨论和病案分析，这件事渐渐被淡忘了。

没想到事隔几个月以后，2019 年 4 月 5 日，群里那位叫"茶人"的群友突然说要郑重向王博士、刘应凯先生致谢，否则自己良心不安。然后留下语音："那个婴儿的妈妈采用刘应凯先生说的方法，每天在掌中沾上自己的唾沫给孩子揉搓，经过几个月的调理，已经大有好转，肿瘤颜色变浅了，缩小了一半，由原来的 10cm 多减小到不足 5cm，吃奶和睡眠都有好转，体重增加了 10 多斤，而且前不久进行检查，发现瘤体已经基本钙化。""茶人"说代表孩子父母亲向刘应凯先生表示感谢，向群里所有关心孩子的好心人表示感谢。

这个消息使我颇感欣慰，一个襁褓中的婴儿在大家的关心下向健康迈进了一步，若是盲目地做化疗，孩子的健康、孩子的未来会受到怎样的影响不得而知。至于"茶人"先生和孩子父母的谢意我却是担当不起，我只是说了一个大多数中医都知道、都会使用的简单方法，要谢就谢中医吧，是深厚博大的传统中医救了这个孩子。

中医调理治疗肿瘤不是只盯着瘤体，而是着眼于肿瘤出现的根源。这个孩子的肿瘤可能是母亲怀孕时宫寒重造成的，用传统按摩手法可缓解瘀肿，促进气血循环，而母亲的唾液又可扶助孩子自身的正气，扶正祛邪，这是从根本上消除肿瘤的办法。

生命基础——气和血

气和血是人体生理功能的重要基础，"人体之气血，乃生命之要素"。气为血帅，血为气母，气得血之荣养而化生，血得气之推动而周流，相辅而化生，相助以循环，灌之五脏六腑、经络百骸，以供养人体各部，维持机体功能与正常活动。气血充盛，则机体强健。

人之有生，全在于气、血、筋三者协调。观强壮之人，外而大气周流，内而气机畅通，但觉行之舒适，不觉气不流动，犹如鱼在水中不知水。若因外感邪气或内伤七情，"气分"阻滞，便会有非常之感，气阻则血滞，脏腑肢骸则不能完全受其灌溉濡养，机能便会发生种种障碍，疾病丛生，犹如鱼病不能游于水中而漂浮在水面。由此可得出结论，气能养人，病则伤人，有气则生，无气则死，气盛则健，气贫则痞，气郁则滞。

人体内细胞生命活动旺盛就能产生足够的气，人体内五脏之间气血充盈，邪气就无法侵入。反之，人若体质寒湿，五脏失调，就易形成瘀堵，出现疼痛等症状。

何谓血？血者，来源于水谷之精微，通过脾、心、肺的气化作用而化生。所谓"中焦受气，取汁变化而赤是谓血"。血之所以能周流全身，全赖气的气化推动作用，气行血自畅，气滞血亦滞，故言"气为血帅"。而气之所以能维持血液的正常功能，亦在于血之营养，故言"血为气母"，血盛气也盛，血贫气也败，血滞气也阻，血枯气也竭，气属阳，血属阴，互根互用，相随于循环，相助以化生，共同承担滋养机体的任务。

肺脏吸进的气体分布于各脏器，气动血行，首先通过经络带动神经，激活神经的活动，让肌肉产生活力，气的作用就此开始。人体的肺气、心火及阴阳失调是人体生理变化起病症的基础，所以应调肺气、调心火、平阴阳，首先从脏器开始，调治脏器的原动力，这就是灸法的原理。热的作用由表及里，气推血动，带动局部变化。人体内阳气拉动上升起到的是平衡作用，这个过程很重要，关系到全身状态的平衡。

看过以上关于气的论述，大家明白了，气，是经络发挥其内络脏腑、外联肢节、贯通上下、环流气血津液、维持脏腑组织功能的原动力。

中医所讲的气就是人体内各脏腑的功能运化。脾为气血生化之源，为后天之本，脾气虚对人体影响比较大，香灸脾、胃俞穴，可增强脾气运化功能，加强气动功能，优化排毒环境。

很多慢性病都是气血不通引起的，气血不通会对机体造成怎样的危害呢？

身体局部肌肉板结，产生粘连，形成结节，影响本来正常的神经线，使之变形、扭曲，产生疼痛，久而久之会造成神经麻痹，导致局部出现由麻到木到无知觉。这就是有些人长期感觉不到疼痛，最后却形成局部组织发炎、生疮化脓甚至坏死等后果的原因。痛则不通，通则不痛，讲的就是这个道理。由于其对日常生活影响不大，易被人们忽视，久之局部影响整体，直至对人的健康造成危害。这些问题形成后，会直接影响到人的情志、心绪，进而影响到人的后天之本——脾胃，脾胃功能受到影响，便会出现营养不足，影响面进一步扩大。

刘氏梅花香就是从气推血动入手，脏腑同调，利用热能扶正祛邪，从局部改善到全面调理，活气血，通脉络。香灸热力和人体产生的热能相结合，打通穴位局部组织的瘀阻粘连，软坚散结，促进气血循环，经香疗通经活络，温热散寒，由表及里，再由里散表，驱走风寒，驱散湿气，化解瘀结，从而使热能顺经络而行，理气排毒。

香灸温养脾、胃、肝、肾、心的相关穴位，激发各脏腑经气，激活周围细胞组织，以软坚散结，加强体内津液的濡润作用，使体内津液濡养各关节、脏腑，并理顺经脉，通络，调动整体气血与局部气血通路的交汇。香灸温度在40℃以上可促进脂肪代谢，45℃以上可解瘀、散结、化滞、软坚。所以，灸热如达到或超过正常体温40%以上，达到45℃至55℃之间，就能起到散消局部坏死组织细胞的作用，攻克毒素堡垒，对人体机能变化就有了推动的作用。同时，激活氧化，散解体内自由基，消除疾病的存在条件，人体才能恢复到正常状态。

刘氏圈疗贴膏疗法则是辅助维护气血运行的一种调治方式，调动五脏六腑，保持气血运动的常态化。因为人在生命活动中气血的运动不可能停止，气血的正常运行是一个人正常生命状态的表现。圈疗贴膏方法是维持、保护人体气血正常运行的有效手段，能够起到"经络通，百病除"的根本性调理效果。

先父在这方面倾注了很大的精力，如何保持气血通畅，减缓患者的痛苦？他从最基本最普遍的"人活一口气"，到"痛则不通，通则不痛"等中医基础理论研究病症，认识经脉气血的关

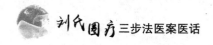
系，进而总结出了整体系统调理治疗的方法体系，发明创造了圈疗，这个方法把握住了从根源入手、从整体着眼、从系统施治的关键。

近年来，我深入了解了先父发明的疗法并亲身感受和体验到了这种疗法的神奇。我用8年时间，把刘氏圈疗的各种调理治疗方法一一在自己身上试验，切身感到了父亲创造的疗法的效果，这使我对推广刘氏圈疗充满信心。一位医学博士问我："你们刘氏圈疗的治疗机理是什么？"我用了几年思考这个问题，最后发现刘氏圈疗的理论依据是人人皆知的古老而普遍的道理。

在这里，我要告诉大家，刘氏圈疗三步法并不神秘，它是建立在中华古老中医学普遍的理论基础之上的，它的核心机理就是通过点、按、压、揉、画圈、香灸、贴膏等手段，理气活血，解瘀化堵，软坚散结，恢复人体免疫功能，使人体达到阴阳平衡，让人体自愈能力保持人的健康。

疾患源于痰

五谷及各类食物由口入胃，所生津液精华，上升于肺，经肺脏吸收蒸发成"痰"，形如液，再由肺脏以气运化输送，顺毛细络管达于四肢，再顺四肢血管循环，即复化成血，以归心脏。复化成血后，循环功能即属心脏。故"痰"积生血，血积生肉。一般常见之痰，是脏器受病郁结之痰，不能由肺气运化输于四肢，而郁结于肺，肺亦不能容纳，由口吐出。生血之"痰"与受病郁结之痰不同，犹如血有周流与瘀结之别。生血之"痰"，如循环周流之血，而病人口吐的痰，如瘀滞的败血。无病之人，或偶微咳，或喉间微闷，顺喉吐出一二块即止，其色晶亮如藕粉，小者如米粒，大者如豆，此系正常之痰。痰之为病，由于肺脏机能不足，气分错乱，不能推动循环以生血，被浊气郁结败坏而为病。病愈则败坏之痰自消，其生血之机能自变。

若内部气分错乱，不能将"痰"气化生血，积滞胸中，可导致脏腑机能衰竭，结核杂于血液之中，还可影响造血系统功能。痰涌上逆，瘀滞颈部或三角窝内，对人体健康危害最大。痰涎阻塞胸膈，为满闷短气；或溃于肺中，为喘促咳逆；停于心下，为惊悸；滞于胃口，为胀满哕逆；溢于经络，为肢体麻木或偏枯；流于关节、渗于筋骨，为俯仰不利，牵引作痛；随逆气、肝火上升，为眩晕不能坐立；痰涌上逆，为筋萎缩迟缓，气以筋为轨，筋迟萎则气血受阻，滞缓渐瘀则又潜伏成为病患。

颈部是人体神经分布密集的部位，颈部区域潜藏的隐患要多于和重于其他部位。颈部发生肿块，由小渐大，凹凸不平，发展至坚硬不移，可伴有易怒、多汗、胸闷、心悸，后期可有气管、食管、声带受压症状，相当于甲状腺肿瘤，多由气郁痰结及瘀血凝滞而成。尤其年龄在四五十岁以上者，该病发病最广。

我在临床临证中发现，颈部区域也是人体淋巴结肿瘤的多发区，是危害人体健康的病源之一。淋巴结肿瘤就是痰之集中，又称"痰核"。"痰核"初期一般不大，如半个米粒，独生或群生，不痛不痒，易被忽视。如若血液流动持续受阻，逐渐对人体健康产生影响，脏腑机能衰弱，不能将"痰"运化生成血，痰积滞胸中，气下行受阻，会造成脾胃功能失调，胃气上逆，呃逆饱满，从而出现各种疾患。

"痰核"受体内津液滋养，日积月累，由小变大，由轻变重，影响造血系统，导致气血双亏，进而发展为疑难病症。"痰核"在颈骨后端，耳垂下骨缝之间，潜在软组织内，在幼苗时，耳有闷感，鼻有血丝随鼻涕而流出，鼻时通时塞，急躁时鼻即流血。数年后，"痰核"渐渐如桃，质硬，坐着似耳聋、耳鸣，躺下听不见声音，头痛加剧，面色萎黄，眩晕，视线变窄，晚上视物不清。此时又常以白内障治疗，更难收效。神疲乏力，求治于大医院，又诊为"鼻咽癌"。至后期，半个颈部和脸肿胀，口张不开，牙痛频频，进食困难，疼痛难忍，遂至不治。

可以说，慢性病及疑难杂症的形成，多数都是由于液体粘连结合聚集，中心部分因结核长期不循环、不流通，造成人体内经络、脉道阻滞，人体重要线路产生瘀堵，进而形成病症。很多疾病是随着时代变化和人们生存环境、生活方式的变化而变化的，甚至出现了很多以前所没有的病症。那么，怎样才能深度调理人的体质，有效治疗慢性病和疑难杂症？

在日常生活中，主要是寒热的突然转化对人体造成影响，这对慢性病的产生和发展有着不同程度的作用。血液和淋巴液对人体起到养护维持的作用，因而血液和淋巴液的循环及代谢正常与否，对人体有着至关重要的影响。所以，调整影响血液和淋巴液循环及代谢的因素，是调理治疗疑难杂症、慢性病的根本，掌握好这一问题，就能实现突破性改变。这是疑难杂症、慢性病调理治疗的重大课题，是认识、理解、判断病症的主要思路。刘氏圈疗在历经近百年的临床临证实践过程中，始终紧紧围绕这一重大课题探索、完善调理治疗方案，总结出刘氏圈疗配伍组合方法，以化解瘀、滞、堵，促进新陈代谢，解除病症。

另外，治病如拘泥一格，重视一个方面，忽视另一方面，或者只重视疾患部位，抛弃患者整体健康状况，割断发病之源和内在联系，则仅能解决暂时痛苦，而对于杂症、重症，从长远来看极不适宜，病变万千，势必发展为垂危，甚则死亡。

因此在圈疗过程中，要认真溯其病源，究其病根，敢于实践，勤于学习，善于总结。临床经验告诉我们，固守在病区范围内圈疗，不仅疗效不显著，不巩固，且会使我们对各种新发症状不明就里。为使圈疗在患者身上取得较好疗效，必须大胆实践，细心观察，不断提高。前来病人多以医院病历、拍片作为基础，在诊断病情和制订调理方案时，要细心听取患者口述，然后详细全面检查。

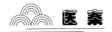

瘤体摘除术后复发案

基本情况：孙某，女，59 岁，北京市西城区人，2017 年 6 月 10 日来中心求治。自述 2006 年发现胸前出现指甲盖大小的包块，偶有疼痛，未治疗。2014 年底肿块逐渐增大，2016 年在北京肿瘤医院行瘤体摘除手术，当时瘤体达 10cm×14cm，术后病理检测正常。2017 年初复发，两胁伴有牵拉疼，疼痛渐剧，影响生活。

既往史：麻醉剂过敏。

诊断：胸前手术部位复发瘤体，大小如拳，整体颜色尚浅，按压有微弱痛感。抬举臂膀时牵拉两胁疼痛，精神不佳。

调理方案：此为术后瘤体再生，以香灸调理为主，辅以揉术、贴膏。揉术左侧手指末端和左侧脚趾；香灸右侧乳房异常增生物，以顶部为重灸区，由两人同时从顶部两侧定灸；贴膏以瘤体顶部为中心，在其四周贴膏。

调理过程：揉术时，瘤体呈暗紫色，周边有明显硬块突起，按压有轻微痛感。香灸以右侧乳腺区为重灸区，灸命门时针刺感明显，有黏液渗出。灸十分钟后瘤体周边皮肤颜色转淡，灸四十分钟后顶部皮肤转为充盈的红色。贴膏以异常增生物顶部为中心，在其四周贴膏，用两张四分之一膏贴在两侧乳房贴膏。以此法每天上、下午各调理一次。香灸过程中香端有明显裂口和湿气存在，左腿外侧有寒气外排，时有液体从瘤体周边渗出，瘤体顶部皮肤由暗红色转鲜红色。增生物流出的液体较之前更黏稠、色更重。下肢有寒气上行，前胸有寒热感交替涌动，灸后转暖。此期间，患者睡眠、食欲渐渐好转。

调理结果：经一个疗程的调理，患者胸前瘤体缩小，自感全身舒服轻松，睡眠、食欲变好，整体情况好。由技师传授香灸、贴膏使用方法后，患者带药物回北京自医自疗。

按：瘤体摘除术并不能断其根源，术后瘤体再生十分普遍。此案孙女士及时寻求中医术后调理，仅一个疗程即缓解病症，她在调理治疗期间学习刘氏三步法的操作技法，返家后坚持自我调理，并时时向中心反馈病症变化情况，收到很好的自医自疗效果。

食管癌术后案

基本情况：易某，男，汉族，63岁，福建安溪县人，2017年6月10日来圈疗调理中心求治。自述于2017年2月出现吞咽困难，在福建省肿瘤医院治疗月余，确诊为中分化型鳞状细胞癌，持有福建省肿瘤医院病历记录。

既往史：既往体健，无传染病史，无药物过敏史。

诊断：以触诊和调理反应判断。揉其肘、肩和手指关节，疼痛反应迟钝；揉肚腹，硬实，有痛感。诊断为食管癌术后寒湿体质。

调理方案： 采用揉、灸、贴三步法祛寒除湿，每天上、下午两次揉术和香灸，下午调理完成之后贴膏。

调理过程： 揉术主要以上肢、手部、腹部为主；香灸脊柱一条线、气海、神阙、承浆及手臂、小腿等部位；贴膏脊柱一条线、双臂、小腿、脾俞、胃俞。

调理结果： 经三天揉、灸、贴调理，面部、嘴唇渐有血色，精神状态亦有改善。经10天20余次调理后，患者手指、脚趾热传感明显增强，面色渐好，饮食增强，睡眠向好，患者述肚腹好转最为明显。

2018年4月8日，患者在家人的陪同下再次来圈疗中心接受"画圈+揉、灸、贴"调理。画小圈的七天里，依次出现头颈部灼热、上身出红疹、手臂发痒等现象。香灸至阳、肺俞、大椎、神阙等部位，贴膏脾区、胃区、臀部、小腿，灸时颈部、手、足有汗液排出。

经一个疗程的画圈调理，患者感觉身上热感上升，食欲增强，长期以来排便不畅的情况得以改变，肚腹舒畅，身上有了力气，看上去脸色也红润了。

按： 易某病情的好转一方面得益于圈疗三步法的功效，另一方面得益于他子女的孝顺。女儿是刘氏圈疗的"圈粉"，儿子以经营养生馆为业，所以一家人医疗保健意识都比较强。2018年4月10日易某的儿子陪着他来圈疗中心治疗，中心技师指导他儿子学会了揉、灸、贴、画圈等操作技能，后来他还带着爱人一起来参加过圈疗学习班。平时在家里，易某身体有不适症状时，他的家人都可以为他调理。近日，中心回访得知易某状态良好，现在天天骑摩托跑镇上忙他的事业。可以说，是他们一家人对刘氏圈疗三步法的信任帮助易某驱走了病魔，给他们这个家庭带来了福音。

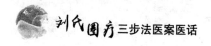

第三节　妇科疾病的调理

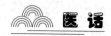

妇宁之宝

因生理结构特殊，女性所患肿瘤和妇科疾病种类更多，医治难度更大。常见的有乳腺炎、盆腔炎、附件炎、子宫脱垂、子宫肌瘤、乳腺增生、宫颈糜烂、乳腺癌、子宫内膜癌、宫颈癌等。如乳腺炎，表现为乳房肿胀、疼痛，肿块压痛，表面红肿、发热、易形成溃疡；盆腔炎，为女性内生殖器（如子宫、输卵管、卵巢）及其周围的结缔组织发生逆行性细菌感染，通过子宫、输卵管而达盆腔；子宫肌瘤，是女性生殖器官中最常见的良性肿瘤；乳腺增生，是因病人免疫功能低下、内分泌紊乱等造成的；宫颈糜烂，是妇女最常见的一种疾病，多由急、慢性宫颈炎转变而来；乳房或子宫的癌变，往往是相关部位或器官在多种毒素或致癌因子作用下，发生基因突变，致使细胞增生失控。这些疾病有一个共同的特征：病在深处，药力难及，恶变蔓延，排毒不易。

比如常见的乳腺癌，情志不调是乳腺癌发生的主要病因，肝气郁滞则火热之邪内蕴客于血肉，壅聚不散，腐蚀血肉，皆可为痛脓或发为肿瘤。中晚期肿瘤患者常伴有局部肿块灼热疼痛，常见发热或五心烦热，口渴溺黄，此或为邪热瘀毒，或为痰湿久滞化热之毒，或为阴虚内生邪火之毒，或为肿瘤坏死感染之毒等蕴积于体内所致。

子宫肌瘤可以长在子宫的内外，中医称这种肌瘤为"癥瘕"，"癥"是血的积块，特点是疼痛部位固定；"瘕"是气的积块，特点是疼痛部位不固定（窜痛）。两个在一起，就是一个气血团儿。

清代著名医家黄元御在《四圣心源》中把"癥瘕"称为"积聚"，说："积聚，气血之凝瘀也。"肝藏血，肺司气，气血的流通，依赖于肝和肺的功能正常。而肝随脾升，肺随胃降，气血不通，一定是脾胃的升降出现了问题，导致肝、肺气机不畅。

通常来说，肺为华盖，肺气是要带着脏腑上部的阳气往下走，去温暖肾水；而肝气要带着脏腑下部的阴气往上升，以清润心火。肺癌之病人由于肺气下不来，肝气上不去，出现"上热下寒"，就是说火在上面下不来，水在下面上不去。

这些问题，追本溯源，是以脾胃失调为基础的。黄元御说："而溯其原本，总原于土。己土不升，则木陷而血积；戊土不降，则金逆而气聚。中气健运而金木旋转，积聚不生，癥瘕弗病也。"意思就是脾气不升，则会导致肝气郁结下陷，出现"血积"；胃气不降，肺气上逆，就会出现"气积"。只有中气健康地运转，才可以使积聚不生，就不会出现气血瘀积的情况了。

"气积"通常会出现"血积"，"血积"往往伴随着"气积"，气血是不相分离的，子宫肌瘤可以说是身体的气血出现积聚后在子宫上的反映。因为子宫本身就是气血比较充沛的地方，如果气机不畅，瘀血就多半会先出现在这里。子宫的气血也是一样，本来这里有经血，血量很大，一旦有瘀塞，就容易集聚为瘤。

还有宫颈糜烂，有五分之一或更多的妇女患有此病。宫颈糜烂与子宫颈癌有一定的关系，但并不是必然的因果关系。宫颈糜烂的原因以慢性宫颈炎较多见，由于受炎性分泌物的浸渍，宫颈鳞状上皮脱落，由宫颈管的柱状上皮覆盖代替。宫颈炎主要表现为白带过多、发黄，腰骶部疼痛，盆腔部有下坠感，如不能及时治疗，危害难以想象。

人们通常说的子宫癌实际上是指子宫内膜癌，它发生在子宫内层。它是女性生殖系统中常见的癌症，在妇女最常见的癌中排名第四位，多见于 50 ～ 60 岁的妇女，常在绝经后发生。近年其发病率在世界范围内呈上升趋势。它可以转移到身体的许多部位，从子宫向下扩散到子宫颈，从输卵管向上扩散到卵巢，也可以浸润到子宫周围组织，或通过淋巴系统和血液循环转移到远离子宫的部位。

盆腔炎全身症状不明显，有时候出现低热，精神不振，周身不适，失眠，下腹部坠胀、疼痛，腰骶部酸痛，月经不调，等等。如不及时治疗，往往会从急性盆腔炎变成慢性盆腔炎，导致不孕症的发生，让女性后悔不已。

现代社会，女性生殖系统疾病作为常见病、多发病，已成为困扰女性健康生活的主要问题。妇科病不及时治疗，除可能导致炎症在各生理部位相互蔓延和交叉感染外，还会带来许多并发症，甚至导致某些部位的恶性病变。妇科病不治疗会使身体长时间处于炎症的侵害环境中，对免疫功能、新陈代谢以及内分泌系统都会产生不良影响，对身体健康危害极大。

由于妇科疾病的特殊性，其问诊、治疗过程有很多难以逾越的障碍，尤其是生殖系统排毒，一直是一道难题。线绳牵引式排毒丸剂的问世，解决了妇科疾病的难言之隐，让女性朋友重新拥有了健康生活。

已婚女性在排出经血时，总会有排不净的经血、子宫内膜上皮组织等残留物滞留在一些褶皱和隐窝中。在子宫与阴道良好的温度和湿度条件下，这些残留物就成了细菌和病毒生长繁殖的场所，从而引发了女性生殖系统的各种疾病。中医认为，治病要治本，"病于表，源于宫"。上述种种病症，其根源都是因子宫、卵巢患病引起的。线绳牵引式排毒丸剂具有消炎杀菌、清宫排毒、调节内分泌等特殊功效，专治"胞宫之病"，合理使用线绳牵引式排毒丸剂，生殖系统的毒素排出来了，内分泌调节正常了，女性的靓丽容颜和体态也就恢复了。

先父在多年临床临证实践中，独创"线绳牵引式排毒法"，巧妙地解决了生殖系统毒素难以自动排除的难题，这项发明与消化系统排毒理论相互补充，构成了"排毒二元论"，并以此为指导推陈出新，发明了妇科外用丸剂——线绳牵引式排毒丸剂，获得国家专利。

先父在研发线绳牵引式排毒丸剂时，按"君臣佐使"的组方原则，从多元用药的角度，巧妙运用各种药物在方中的地位及配伍后的性效变化，祛病而不伤正，因而受到广大妇女的欢迎。

这里把线绳牵引式排毒丸剂的主要成分做一个简单分析，有助于大家对线绳牵引式排毒丸剂药理、医理上的认识。方中当归入心、肝、脾三经，补血，有调经、止痛、润肠、通便之功效；黄芪入脾、肺二经，可补血生阳、固表止汗、利尿退肿、托疮排脓；乳香入心、肝、脾三经，可活血定痛，有排脓之功；藏红花入心、肝二经，活血通经，祛瘀止痛；白僵蚕入肝、肺二经，息风止痉，祛风热；冰片入心、脾、肺三经，内服芳香开窍，外用清热止痛。

这只是主要的几种药物成分，还有其他诸种药物，组合形成强力的药效，可活气血，通经络，清除阴道及子宫内毒素，促使细胞再生，以改善月经不调，预防妇科疾病。此外，还可收宫缩阴，滋润皮肤，丰胸美体，养颜化斑。

至于线绳牵引式排毒丸剂的作用机理呢，可归纳为这样几个方面：

将线绳牵引式排毒丸剂放置宫颈深处，可直接起到消炎杀菌的作用。中药气味经胞宫，温养任督，通五脉，顺经络运行路径直冲病灶，可祛腐生新，并促进胞宫新陈代谢，激活免疫力。

线绳牵引式排毒丸剂具有较强的吸附力，可将女性生殖系统内的肌瘤、囊肿、息肉等多种病变组织内的污垢吸附出来。并且产品呈弱酸性，多次试验 pH 值约为 5.02，接近阴道的酸碱度，在消炎杀菌的同时，维护阴道内有益菌群的生长，可恢复和提高阴道的自洁功能，所以对多种妇科疾病均有一定的康复保健作用。

线绳牵引式排毒丸剂是专门针对女性生理特点而研制的一种高效、广谱、具有独特吸附作用的妇科制剂。该药由多种纯天然名贵中药组成，对妇女冲、任、督、带脉和肾经功能失调所引起的月经不调、闭经、崩漏及子宫肌瘤、卵巢囊肿、子宫息肉等有独特治疗作用，对宫颈糜烂及各种阴道炎、盆腔炎、附件炎等有着清热解毒、消炎杀菌、祛腐生肌、通经活络之功效，对妇科病所引起的腰、腹、腿痛有良好疗效。此外，它还能调理气血，调节内分泌，改善皮肤枯黄，抗皱，淡化色斑、黄褐斑、蝴蝶斑等，起到养颜美容之效，并有一定的收宫缩阴作用。

线绳牵引式排毒丸剂以十几种纯天然中草药为原料，独特的药效能够促进阴道内的细胞再生，恢复增强阴道的弹性，促进女性卵巢雌激素的分泌，打通全身穴位，疏通乳腺，从而起到缩阴、丰胸的作用。该丸剂扩散快、吸附力强，可清除宫腔和阴道内的病菌，吸附肿瘤、囊肿、息肉内的污垢，使病变组织层层剥落，最终排出体外。同时有较强的细胞修复功效，能促使糜烂损伤面的皮肤愈合。

线绳牵引式排毒丸剂配方中有两味药材的选材和炮制方法为发明者所独创，使该产品具有较强的吸附功能，达到了理想的排毒效果。线绳牵引式排毒丸剂通过活血化瘀、通经活络，强力排毒排污，使内分泌恢复到平衡状态，既能有效治疗妇女病，又能养颜祛斑。

为便于广大妇女使用线绳牵引式排毒丸剂自医自疗，下面对几种常见妇科病对该药的使用方法做简单介绍。

阴道炎、宫颈炎、盆腔炎、附件炎等妇科疾病，一般需要使用3～5个疗程。药丸放入阴道深处时，药气会通过透皮吸收，达到通经活络、消炎灭菌、止痒的效果。

月经紊乱需3～5个疗程。月经量忽多忽少，经期忽前忽后，颜色黑而且暗，浓度不均，还有痛经及腰腿酸痛等，使用线绳牵引式排毒丸剂能起到通经活血的作用，通常在使用两个疗程后，病症可有所缓解。

宫颈糜烂一般需要两个疗程。药丸直接在病灶处吸附糜烂组织，使脓性分泌物及病菌、病毒吸附在药丸上，排出体外。同时，药丸具有祛腐生肌的功效，可加快糜烂面愈合，使肌体恢复健康。

乳腺增生需用4～6个疗程。该病与情志相关，如生气会造成气血不畅，在乳房组织形成疙瘩块，从而导致乳腺增生，长久不治可能会导致癌变。同时，女性的生殖系统与乳腺相通，如果生殖器官出现病变，乳房的精气、血脉贯通也会受阻，导致该病发生。线绳牵引式排毒丸剂能疏通经络，起到上病下治的作用。

子宫肌瘤、囊肿、息肉症状使用3～6个疗程。常见的子宫肌瘤、囊肿、息肉等，在遇到挤压时，可使组织血管受损，组织出现变形，形成钙化肌瘤、玻璃肌瘤或脓性囊肿，若不及时治疗清除，易致癌变。线绳牵引式排毒丸剂对病变组织能起到一定的吸附、剥离作用，使之排出体外，使肿块明显缩小或消失。

色斑、妊娠斑、暗疮、粉刺等需要使用3～5个疗程。脸部阴暗、气色不正，或出现色斑、妊娠斑、暗疮、粉刺等，使用线绳牵引式排毒丸剂调理后，可以收到良好的效果，面部的色斑、痤疮会逐渐消除，出现光泽，使人感觉容光焕发。

子宫肥大、子宫内膜炎、子宫内膜增生需用3～5个疗程。线绳牵引式排毒丸剂可以消炎杀菌，吸附子宫内膜增生部分的污垢，使病变组织剥落，排出体外。

另外，应用三步法调理治疗女性疾病时，揉术以肝俞、太冲为主，轻揉，以按、推为主。肝俞在背部脊椎旁边，第9胸椎棘突下旁开1.5寸，取穴时，令患者采用正坐的姿势，从其低头时最高隆起处那块骨头算起，第9个突起下方左右各两横指宽的位置就是该穴。

太冲穴位于足背侧，当第1跖骨间隙的后方凹陷处。以手指沿拇趾、次趾夹缝向上移压，压至能感觉到动脉应手，即是此穴。采用正坐或仰卧的姿势按揉太冲穴，平时可以自己做点按，肝阳上亢的高血压病人经常要点这个穴位。

灸时要注意灸期门。期门穴在胸部乳头直下，第6肋间隙，前正中线旁开 4 寸，为人体足厥阴肝经上的主要穴位之一，香灸此穴周围，10 分钟为宜。同时还要注意香灸复溜穴。复溜穴是肾经的经穴，顾名思义，它有让血液重新流动起来的意思，有滋阴补肾的功效。此穴在太溪直上 2 寸，对于治疗血瘀、妇科炎症，以及因流产留下的后遗症效果明显。按压复溜时患者若感到酸疼甚重，说明此人肾虚，需要施灸。灸疗至复溜不酸不疼，则说明肾虚好转。

贴膏则以肝区、胆区、脾区、胃区、小腹、腹股沟、下肢、臀部为主。

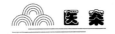 医案

乳腺增生案

基本情况：刘某，女，60 岁，安徽合肥人，教师，2016 年 4 月 16 日来圈疗调理中心求治。自述因左侧乳腺增生致身体不适，多年来身体瘦弱，惧风怕冷，静脉曲张，手脚冰凉。

诊断：月子病，左侧乳腺增生，左侧附件炎，寒湿体质。面部呈瘀肿状态。

调理方案：第一阶段以揉、灸、贴三步法调理，改变寒湿体质，缓解乳腺增生。第二阶段"三步法＋画圈＋腾包热敷"，深层化瘀祛寒，拔毒排毒。

调理过程：揉术至阳、大椎、命门；香灸至阳、肺俞、大椎、命门、长强、神阙；贴膏肝区、胆区、脾区、胃区、脊柱一条线、臀部、膝关节、小腿、脚踝。第 4 疗程起增加了腾包热敷

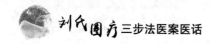

疗法，腾疗部位为腰部和足部，腾包热敷后热量易传到大腿，背部疼痛几近消失。5个疗程结束后画圈10天。前5天画小圈，后5天画大圈。画圈过程中排风明显，前胸、后背发凉，脚发凉、微黏，脖颈发红，背部至阳附近疼痛，腿部有胀感。画圈后香灸并贴膏。

调理结果：第一疗程结束后，患者感觉热传力强，身体轻松，饮食转好，多年不能安寐的情况得到改善。第三疗程中期，背部感觉轻松，经络畅通，脸色红润，身体各部位寒凉消退。香灸过程中患者热传感一天比一天强，经络渐通，腾包热敷后背部疼痛几近消失。

经画圈10天并香灸与贴膏，后背部至阳附近疼痛感及腿部胀感逐渐消失。

宫颈囊肿案

基本情况：张某，女，47岁，汉族，青岛市人，2017年5月12日来调理中心求治。述2017年1月在青岛医院检查，诊断结果为宫颈囊肿。几个月来全身乏力，小腹胀痛，腰痛。

既往史：患高血压近20年，未按时服药，血压控制不好。

诊断：患者持有青岛医院检查化验单，宫颈囊肿0.8cm×1.0cm。揉术触诊环跳时有疼痛感，揉风市、委中、承山时微疼，揉大腿内侧触感特别硬，揉腹部时，可感肠部有结节。患者腹部胀满，发凉，热传感明显，全身乏力，气虚，可判断为寒湿型体质。

调理方案：第一疗程采用揉、灸、贴三步法调理，第二疗程采用画圈调理。

调理过程：揉术下肢、左侧手臂；香灸神阙、中脘、小腹左侧疼痛处、命门、长强；贴膏肝区、胆区、脾区、胃区、臀部、小腿。患者热传感强，全身出汗，感觉轻松。经数次调理后，小腹左侧结节变软变小，灸左侧小腹时，局部有疼痛感，同时肩井有热传感，之后，病灶渐小，疼痛逐步消失。

第二疗程头几天画圈时，上肢发痒，粘药多，睡眠差，耳朵发热，膝关节疼痛消失，之后出现全身冒冷气，脸部红肿。

调理结果：两个疗程结束后，患者腹部左侧结节明显变软变小，疼痛感大为减轻，精神状态有很大改善。严重寒湿体质得到改善，子宫瘀滞已久的积血排出，虽已经闭经四五个月，调理后月经恢复正常。

子宫腺肌病案

基本情况：师某，女，40岁，2018年3月10日从北京来西安圈疗调理中心求治。述近几年因各种妇科疾病，多次施行过妇科手术，导致身体虚弱，患子宫腺肌病。自2010年手术后，时常在晨起和饭后出现胃胀及腹胀，排气不好，便秘，严重时便秘时间达一周。

既往史：2010年行腹腔镜卵巢囊肿剥离术，2011年宫腔镜切除子宫息肉，2012年行试管婴儿手术，2013年行腹腔镜卵巢囊肿剥离术、盆腔粘连分解术，2014年再次行试管婴儿手术。

诊断：精神萎靡，面色苍白，全身乏力，头晕，重度贫血，失眠，睡眠质量差。经期前后小腹坠胀，疼痛，腹胀，稀便，大便排不尽。症状符合子宫腺肌病的诊断。

病理分析：患者从2010年到2014年几乎每年都要去做一次

腹腔手术，导致长期月经不调，精神萎靡，面色蜡黄，每次月经期前一周就开始腹痛并且伴有小腹坠胀感，每次月经期都在8天左右并且量很多，还伴随有腰部酸困、全身乏力等症状。患者身体十分虚弱，多次妇科手术已经很大程度损伤了身体的阳气和免疫功能，而且每次术后都没有进行身体调理和养护，连续的创伤造成盆腔气血循环差，这是导致身体问题的主要原因。还有脾胃方面和情志方面的问题，患者从2012年到2014年连续2次行试管婴儿手术未成功，情绪受挫，加上身体病情一直没有起色，在家养病，心情一直不好，情绪始终没有得到好的调整。

调理方案：以香灸缓解经血瘀堵、气滞不畅，用线绳牵引式排毒法排出宫腔毒素，加以药包热敷法温宫暖肾，调补气血，疏通经络，三管齐下，全面发挥刘氏三步法和刘氏圈疗系列产品的组合功效。

调理过程：第一疗程香灸热感由弱渐强，线绳牵引式排毒法排出大量毒素，腾包热敷温宫效果明显。第二疗程手法同上，患者腹部疼痛感渐失，胃胀及腹胀现象缓解，饮食转好。

调理结果：经两个疗程调理治疗，患者身体恢复良好，宫寒、体虚均大为改善，饮食、睡眠好转，面色红润，体能增强，回访得知已重返工作岗位。

按：子宫腺肌病最常见、最典型的症状就是痛经，特点为腹部疼痛继发性加重，常在月经来潮前一周开始出现，少数患者经期结束后还可持续痛经。腺肌病刺激子宫增大，导致月经失调，还会影响胚胎着床，导致不孕。

从中医学的角度而言，痛经、月经失调、癥瘕等多与瘀血内阻有关，而血瘀的形成又与寒凝、气滞、痰湿等致病因素有关。子宫腺肌病多继发于产后、人工流产等，由于产后或术后正气损伤，抵抗力降低，容易感受寒邪，形成寒凝血瘀；或因情绪波动，形成气滞血瘀；或因体内津液运行失常，积聚成痰湿，阻滞血液的流行，而形成痰凝血瘀。本属实证，但其病变过程中失血耗气，导致气血虚弱而成虚实夹杂证。因此在调理治疗时既要活血化瘀，又要针对瘀血形成的原因及虚弱的程度，予以兼顾。

选择手术切除子宫治疗子宫腺肌病，其创伤和后遗症是令大多患者无法接受的，特别是一些还没有生育孩子的年轻患者。刘氏圈疗体系三步法进行丸、灸、腾的配伍组合，在排除体内毒素的基础上进行固本培元，促进气血循环和新陈代谢，提升机体自身的免疫力，既免除了手术的痛苦，又减少了并发症，是更加安全绿色的自然疗法，在调理治疗该妇科病方面开辟了一条新的途径。

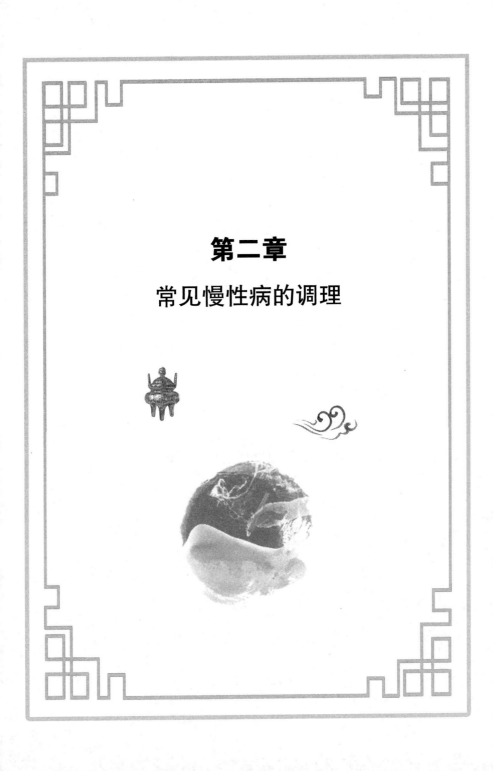

第二章

常见慢性病的调理

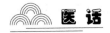 **医 话**

圈疗调众经

古代有医家曾经说过，经络为"医之所始，工之所止"，讲述了这样一个认识：医者入门的学问是经络，造诣达到极点的学问仍是经络。经络，说它容易，似乎很容易知道个大概，熟悉一下经络分布走向，知道一些穴位就能给人看看小病；说它难，可说是难于上青天，里面的奥妙和玄机深不可测，变化万端。

中医的经络学说讲，凭借经络，人的身心可以沟通起来。这不仅是说心情好坏直接影响人的健康，还有一层意思是说精神上如果出现问题，也可以从身体上找原因。比如现在很多人受抑郁的困扰，其实是肝在闹别扭，那么如何调理肝气呢？靠经络，将肝经打通，疏肝理气，调理好了肝气，就能消除抑郁。这正是中医所说的"有诸内者，必形诸外"，意思是说，五脏有问题必定要反映到经络，然后还会通过外部的形态体现出来，比如面色、舌苔、头发的疏密等。比如有的人说左臂老麻，麻到中指了，那是告诉你心包经有问题，可能是冠心病、心梗的前兆。

我们中国人总说"精气神"，中医学认为，这"精""气""神"可以在生理、经络、心理这三个领域里找到对应。具体说，"精"，属于各种作用于生理层面的物质，经过新陈代谢，生化为"气"，转化成一种能量，循着经络走，再升华为"神"，上升到心理层面了。古代有一些成语，含有很深的道理，比如"聚精会神"，"精"要聚，才能汇成"神"，意识和意念才会产生。那么，

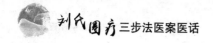

作为桥梁的"气"和经络，对于这个"精"的形成与完善就非常重要了。

从经络解决身体问题，是十分常见的。比如某人突然胃痛，你可以点他胃经的足三里，当时症状就会减轻，虽然不能完全治愈，但马上就能见效果；再比如肋间神经痛，一按腿外侧的阳陵泉穴，两胁疼痛就缓解了。因为身体不同的部位，是可以通过经络相互关联的。我们和经络的关系，有一篇文章对此表述得很恰当，说就好像是我们和地下水的关系，人类"使用"经络和使用地下水的历史一样长久。如果说人体是大地，那么血管就是这大地上的条条江河，经络，则是在这地面下纵横交错的水脉。江河是可以被轻易发现的，很直观，而水脉，只能通过一口口水井和泉眼，才能为人所知，人体的穴位，就好像开凿在这水脉上的井眼。

很多时候，我们只要静下心来好好想一想，就很容易发现，身体可能已经给了我们一些小小的警告，这样的警告往往是一些大病、重病的早期信号，如果我们能够对这些信号多一些注意和耐心，再掌握一些方法，完全可以做到"治未病"。

"药香浴百病，圈疗调众经"，这是先父写的两句诗，道出了圈疗的医理。

经脉不通，气血不畅，痰瘀内结，新陈代谢功能衰退，这些是人患病的基础，其原因主要是经络运行受阻，脏腑之间出现问题，导致阴阳失衡。经络阻塞之后会形成瘀堵物质，"圈疗调众经"，就是先要解决经络瘀堵的问题。圈疗三步法之第一步揉术，通过按揉使抱团的瘀堵物质消散，然后通过梅花香灸使其分解，分解后需要清瘀排出体外，这就是第三步膏药贴敷的任务了。刘氏自制药膏有化瘀拔毒的功效，且持效良久，对前两步的功效有保持、巩固、叠加的作用。

经络中的瘀堵物质如不能及时排出，遇到适宜的环境还会再次积结形成肿块，产生疼痛，对身体造成危害。所以在施灸时要重灸至阳穴，对应肝、胆、脾、胃反射区域，灸至全身微出汗（特别是腋下、额头等处）才能达到最佳效果，这就是刘氏圈疗调理经络治顽疾的原理。

通过圈疗的几种手段调理经络，把体内津、血、气运行的道路都打通了，体质才能得到恢复。不懂经络的人可能会问，我疼的部位在这儿，经络的位置在那儿，二者有关联吗？你只要掌握一点基本的经络知识，就会自己体验到二者的关系。

人体内有位于不同经络的八个名称带"泉"字的穴位，具有维护人体阴阳平衡的作用。顾名思义，泉，就是经气浅出体表的部位。一方面，这些地方经气盛；另一方面，说明这些穴位部位表浅，容易"得气"。对涌泉、水泉、阳陵泉、曲泉、天泉、极泉、廉泉等穴施以点按，可获得防病、治病效果。

我父亲用一生心血创造的圈疗法改变了我，医治好了我的各种疾病，让我在古稀之年还有一个健康的体魄。亲身验证，现身说法，应用于调理治疗各种慢性病、疑难杂症的实践，得到了广大患者的认可，更加坚定了我推广传承圈疗法的信念。

要说神秘也不神秘，刘氏圈疗的每一项疗法及其原理，都是在中医药普遍理论的基础上反复摸索、反复调试总结出来的。要说神奇，那就神奇在前人没有这样做过。圈疗是在承续前人"内病外治"的道路上的一种尝试，经过半个多世纪两代人苦心探索，不断改进完善才形成今日之圈疗三步法。

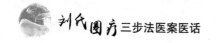

退行性骨关节病的调理和养护

退行性骨关节病，尤其是膝关节、腰椎、颈椎的疾病，是临床常常遇到的，几乎有半数的中老年人都或轻或重患有相关疾患。膝关节退行性改变，主要表现为膝关节疼痛、肿胀、活动受限，骨赘形成，在中医属于"痹病"或"骨痹"范畴。其病根病源是肝肾亏损、长期劳累、外感风寒湿。人在活动时，体内黏液容易堆积到关节部位，受寒冷禁锢，长期滞留此处，黏液内夹杂的其他物质，如高浓度钙、尿酸等集聚堆积是造成疾病的根源。这些滞留堆积物清除起来可是难上加难，只能用温热散寒、由里向外渗出排泄之法——这些症状是由人体循环流动自然形成的，那么还得通过自然排泄的方式，调理方法也应遵循此道——加上耐心细致的局部结构调理治疗、成熟有效的技术操作才有可能有效应对，这正是刘氏圈疗调理治疗此类病症的独到之处。

治疗骨关节疼痛，首要问题就是如何将体内瘀阻的寒湿之气排出体外。用香灸温阳散寒、疏通经络，便可顺经络将其排出。有些寒性体质因生病时间过长产生大量寒凉结节，如何清除这些瘀滞毒素、体内垃圾呢？要反复香灸，将其从筋膜、骨缝深处拔到体表之后再将其排出体外。这个环节要慢慢温灸，让皮下组织完全开放，然后顺经络、汗毛孔将其排出。此外，还要尽量阻止人体内瘀阻积结的形成。产生瘀阻积结后郁滞就重，郁滞加重，身体疼痛就会加重，所以调理疼痛严重的病人时，解除瘀阻积结尤为重要。调理寒湿重证者，一定要问清病人平时出汗情况，如遇不排汗者，要先用药包热敷，然后再行香灸、贴膏，循序渐进地调理。

肩颈、腰腿疼痛调治不当，其后遗症对人体的影响是很严重的。采取何种方法调治？什么方法最为有效？首先要找到这些病症的成因，再去寻找正确的处理方法。这种疼痛大多是风寒湿邪造成关节处粘连及局部肌肉、筋腱板结，影响经络气血通行，而产生瘀滞，长期痹阻所造成的。在调治时要从根源着手，加大调治力度，达到标本兼治、除病解痛之目的。

颈椎病是主要由于颈椎长期劳损，骨质增生或椎间盘脱出，韧带增厚，致使颈椎脊髓、神经根或椎动脉受压，而出现的一系列功能障碍的临床综合征。

颈椎是脊椎的一部分，为督脉所主，对于常年颈椎疼痛的患者要先调理督脉气血。肾主骨，脾主肌肉，肝主筋，调理肾、脾、肝诸经才能缓解颈椎病病变过程中的骨质增生、软组织粘连、肌肉紧张痉挛等。颈椎关节炎症表现为头、颈、肩、背、手臂酸痛，颈项僵硬，活动受限，颈肩酸痛可放射至头枕部和上肢。有的伴有头晕，自感房屋旋转，重者伴有恶心呕吐，卧床不起，少数可有眩晕，猝倒；有的一侧面部发热，有时出汗异常，肩背部有沉重感，上肢无力，手指发麻，肢体皮肤感觉减退，手握无力；还有些病人下肢无力，步态不稳，双脚麻木，如踩棉上。

关节部位，包括脊椎相连接的地方，有滑膜和软骨垫，当这些组织受到侵害时容易使风寒湿邪入侵，造成骨骼变性，各种骨关节病就随之出现了。包覆于关节表面的滑膜是最脆弱、最容易被风寒湿邪侵入的软组织，风寒湿邪入侵关节后直接腐蚀破坏的是滑膜组织，一旦滑膜受损，骨关节就失去保护屏障，进而内部骨组织受到破坏，甚则引发骨骼变性。滑膜病变在肩部就形成了肩周炎，在颈部就形成颈椎病。

刘氏三步法调理治疗颈椎、腰椎、膝、肩、肘等处骨关节病症时，先找准痛点或病灶，直接近距离在点、线、面按压，通过揉、灸、贴手法将寒湿顺点循线到面散出。对于病灶区施以重灸，使梅花香灸直达病灶，解除患者疼痛困扰，对病症有缓解作用。对于肩周炎、腰椎疼痛，则要顺疼痛点找末梢的线，顺线排寒湿于体外。

先通过揉术对骨关节病形成的痛点进行疏松与疏通，再利用梅花香灸热敏效果，调阴升阳，行气活血，疏通经络，温热散寒，既解除了局部病灶的瘀、滞、堵，又濡养了筋骨，调节了阴阳平衡，最后进行膏药贴敷，以巩固香灸的效果。

三步法的特点是步步相连，功效叠加，使疾病无处藏匿。

膝关节退行性病变，民间称为骨关节病、老年性关节炎等，是最常见的一种慢性关节疾病，也是一种难以治愈的顽疾。其病理特点为关节软骨变性，软骨下骨硬化，形成骨质反应性增生、骨赘。其临床表现为膝关节肿胀、疼痛，行走困难。此病虽发展缓慢，每个病人表现不同，但最终都面临着行走功能丧失的危险。

我们知道，膝关节组成结构复杂，它由骨、关节软骨、关节腔内的交叉韧带、半月板、滑液、关节囊和关节外的韧带等共同构成。正常的膝关节表面有一层很薄但十分耐摩擦的透明软骨，光滑而有光泽。这层透明软骨在膝关节的运动功能中十分重要。膝关节在人体中是负重最大和运动最多的关节，因而也是退化最早、损伤最多的关节。尤其是中老年女性，由于其体内激素水平下降，膝关节的透明软骨退化、萎缩，受到一些轻微的损伤，透明软骨便可能会出现局部坏死。

2017年初，我曾为一个八十岁高龄的老人调理治疗膝关节病，老人受疾病折磨已经二十多年，肌肉和筋腱萎缩，左腿弯曲，二腿长度相差两厘米多。她从外地来西安调理几次后，有一定程度缓解，但这样的陈年顽疾必须彻底化解体内深处的瘀堵，舒展筋脉，消除炎症，才有可能让老人的腿疾在一定时间里得以根本性的缓解。然而老人远在外地，不便长时间来西安接受调理。那一时期，我调治膝盖骨关节疼痛的患者较多，正在琢磨三步法调理骨关节疾病应从哪些方面完善技术标准。因此，从3月到5月两个多月的时间里，我利用周末休息时间飞重庆登门为老人家调治，详细观察，根据病症变化调整治疗方案，以取得最佳疗效。经过七次调理治疗，老人的腿疾一天比一天好，我注意到，老人家小腿瘀肿消失后，显出了肌肉的弹性，双脚变瘦了，却比以前肌肉匀称。调理之前老人已经长期乘轮椅，调理之后连拐杖都不用了。这说明刘氏三步法越来越触到了调理骨关节疼痛的核心机理，揉术疏松法、梅花香灸、康复膏贴可调整肌肉的纹理，畅通肌肉间的气血通道，激活、修复筋脉和骨肉间的组织。

刘氏三步法通过按揉摩、香灸、贴膏，可消肿止痛、活血化瘀，解除关节僵硬、疼痛的症状，一定程度上恢复膝关节活动功能，但不能说从根本上解除病症。医者和患者都要认识到，膝关节退行性病变表示膝关节本身退化衰弱了，根治和恢复到年轻时的状态是不可能的，那么就要靠日常的养护和锻炼，避免膝关节进一步磨损。

三步法调理从活血化瘀、消炎除湿入手，找病根、疼痛点，顺点循线到面发散出瘀毒，通过对点、线、面施以按、压、揉、灸、贴，将寒湿散出体外。找准疼痛点，以梅花香灸直达病灶，找点、线、面出路，解除患者疼痛困扰，恢复下肢活力。香灸过程中体内寒湿通过皮肤排到体表，这是疾病好转的反应。关节炎

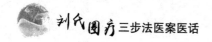

症最初是由寒凉及湿气引发的，邪气在体内积聚过久造成局部的瘀、滞、堵，导致关节粘连，而产生关节疼痛、肿胀及运动功能障碍。通过三步法叠加效应，可将风寒湿邪排出体表。

调理治疗骨关节病还有一个重要的目标：缓解疼痛。无论是癌症还是各种慢性病、疑难杂症，给患者带来的痛苦首先是疼痛。不同的部位，不同的病症，痛的感觉各不相同，有胀痛、刺痛、灼痛、绞痛、隐痛、遇风疼痛、遇热疼痛等。中医认为，身体局部之所以会发生疼痛，是因为这个部位的经络气血不通了，不通则痛。不通，主要是寒气凝滞引起的，当血瘀阻滞在脏腑、经络等某一部位时，可发生疼痛。通则不痛，有效的疼痛治疗就是疏通经络，活血化瘀。

刘氏圈疗的基本法则就是通经络，活气血。通过画圈疗法或梅花香灸的温热散寒效应穿透人体病灶，将局部寒湿结节打开贯通，激活细胞，恢复正常循环，达到身体整体阴阳平衡。经络气血融会贯通，才能达到解除病症的疗效，这就是刘氏圈疗整体、系统、全面调理治疗的核心理念。大家知道，经络系统就像一张网，十二经脉是这个网的纲，众多的络脉是网的支线，这张网形成一个四通八达的网络系统，把人体包括五脏六腑在内的所有器官和组织联系在一起。通行气血，是经络的基本功能。刘氏三步法外治法着重研究经络疼痛点、病症反应点等区域，顺点循脉找线，点线结合，从气血循行中寻找病因。

人体就像一台机器，而且是最精密的机器，各个关节就犹如机器的轴承，连接着各个骨骼。骨与骨之间存在着一层非常关键的软骨层，这些软骨层在关节活动时起到连接和缓冲的作用，减轻关节之间的直接摩擦，使得人体运动富有活力，肢体富有弹性，关节在运动中不受损伤。但随着年龄增长，关节的长时间负重使用会磨损软骨层，若软骨全部磨掉就会使骨与骨直接碰撞、摩擦，导致骨关节炎，出现关节疼痛、畸形和关节活动功能障碍，从而导致活动能力、生活质量的下降。

前面说了，无论中医、西医，任何疗法都不可能完全医治好退行性骨关节病，因为机体自身骨关节老化了，不可能恢复到以前的状态。那么，自我养护和调理就是很重要的一个环节了。所谓自我养护，很大程度上就是养成良好的生活习惯，这个十分重要，记得有位骨科专家说过："养成良好的生活习惯对骨性关节炎患者是最好的特效药。"

随着养生理念的普及，老年人现在都比较注意运动了，但要选择适合自己的运动，以膝关节舒服为宜，注意加强股四头肌的功能锻炼，可减轻病变关节的功能障碍。其次是营养的加强，选择富含优质蛋白、低脂、易消化的食物，减少高脂、高糖食品的摄入，养成良好的饮食习惯。另外，疼痛发作时要及时护理，上下楼梯时要扶扶手，坐位起立时要用手支撑，以减轻关节软骨承受的压力。

脾胃病的调理

中医有句话："内伤脾胃，百病由生。"脾胃是人的后天之本，气血生化之源，一个人亏气少血，很多疾病便会乘虚而入。脾胃不仅与消化功能相关，疼痛、哮喘、失眠、抑郁、肥胖等常见病症都与脾胃有关联。

中医论胃病分胃寒、胃热，调理以理气止痛为主。胃寒是由脾胃阳气虚衰，寒邪直中于里，或过食生冷，阴寒凝滞胃腑所致，多与饮食习惯有关，如饮食不洁，嗜食生冷，或经常冷热

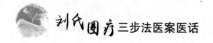

食物一起吃，吃饭不按时或者饥饱不均等，久而久之就会造成胃寒。

胃寒的常见临床表现为：常因天气变化、感寒食冷而引发胃部疼痛，疼痛时伴有胃部寒凉感，遇凉则见疼痛、腹泻等。

胃热是胃中邪热炽盛，腐熟功能过于亢进，导致燥热内结、胃失和降的证候，常伴口苦、口渴引饮、大便秘结等症。重则耗伤阴液而致胃阴虚，胃气上逆，可见恶心、呕吐酸苦黄水等症。

胃热有实热和虚热之分。胃实热，见胃脘灼痛，呕吐酸苦，渴喜冷饮，大便秘结，舌红苔黄，脉滑数；胃虚热，见脘部隐痛，干呕，口咽干燥，大便干结。调理方法有泻有补，要注意辨证。

大家平时在临床中常常会遇到脾胃不适的患者，首先以望诊就能做出基本判断。面色萎黄是典型的气血亏虚的表现，我们讲脾胃气虚，脾胃不和，会引起气血生化不足。如果面色苍黄且浮肿，那就是湿象了，这种面相病情比较严重，可能是脾胃极度衰弱的表现。

另外，观其舌辨证。正常的舌体呈淡红色，舌苔很薄，如果苔特别厚且腻，属于湿气比较重。无苔是胃阴虚的表现。胖大舌和齿痕舌则是脾虚的表现。

一个人脾胃功能衰退，会影响营养吸收和供给，继而影响人体的生理机能，逐步影响到各系统的运行形成疾患。造成这样一个病理变化过程的原因，一方面是风邪侵害或经络堵塞，另一方面是人的情志的变化。情志的变化对脾胃的影响最快、最直接，我们常常因为某些不良情绪而食不下咽，这就直接造成脾胃的受损，而脾胃受损后进一步加剧机体营养供应不足，这就形成了恶性循环，其结果可想而知。

很多人对胃病不太重视，似乎胃病是一个不太重要的普通小病，有病时不当回事，病重了乱投医，打针吃药不见效果便烦闷急躁，这种情绪则更加剧疾病的发展。想必大家都有这样的印象：当人遇到重大事情，心里着急，激发愤怒、伤心、忧思等情绪时，第一个反应是食不下咽。由此可见情志对于胃的影响是很直接、很重要的。所以我们在调理治疗脾胃疾病时首先要与患者沟通交流，让患者不急躁，理智平静地面对现实，面对自己的病症，与医生密切配合。通常来说，形成胃病的主要原因是胃受寒凉之后不注意养护，或是饮食无规律造成脾胃不和，日积月累，循环往复，成为顽疾。胃病形成是个漫长的过程，调理治疗又怎么会三五日见好呢？中医调理治疗胃病，都只能是先控制，然后用自然的方法调理修复，这也是个漫长的过程。

刘氏三步法调理治疗是顺藤摸瓜，从两方面入手：一方面抓住患者情志方面的变化，另一方面从改变病症形成的因素这一环节入手。从这两个方面分析观察，对病症的认识就清晰了。一个好的调理师首先要从心理方面引导患者，调整心态，和缓情绪，其次是准确把握病人的症状，选用正确的治疗方法和药物。从整体调理治疗入手，从经络调气血，疏松、疏通身体内部，让心血管系统、淋巴系统、神经系统顺畅无阻。

刘氏三步法调理胃病，以揉、灸、贴平衡阴阳，健脾补胃，三种疗法功效叠加，温中散寒，效果自强。刘氏梅花香的调理治疗始终都重视脾胃功能，依据脾胃对其他脏器的影响程度决定调理治疗的方案和过程。追根溯源，制订方案，辨证施治，个体个疗，这就是刘氏三步法的指导思想。

各地圈疗师和学员们平时遇到的胃病患者比较多，这里简单给大家介绍一下刘氏揉术调理胃病的方法。单用刘氏揉术按揉相

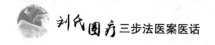
关穴位便可调理脾胃、养护肝脾，这是一种简单易行的方法，适合各加盟站技师和学员们在家里自医自疗或给家人调理。

第一个穴位是足三里。足三里是足阳明胃经的主要穴位之一，这个穴位之所以被称为人体保健第一大要穴，是因为足三里可以调节人体脾胃的功能，助消化。脾胃为气血生化之源，后天之本，按揉刺激足三里穴，可使胃肠蠕动有力而规律，并能提高多种消化酶的活力，增进食欲，帮助消化。按揉足三里要遵循"寒则补之，热则泻之"的原则，如果胃部不适是因为受了寒气，指腹按揉方向就应往上，若是暴饮暴食而引起的胃痛、腹部不舒服，方向则往下，通过泻法来排出邪气。按揉时，按刘氏揉术操作规程，大拇指指腹稍用力，分别对准两腿足三里穴，先顺时针方向旋转按压50次，再逆时针方向按压50次，至皮肤有热感，病症消失。

第二个是内关穴。我们知道，按摩、针灸内关穴主治心脏、神志方面的疾病，还有就是能够解决消化系统的问题。对于胃炎、胃溃疡，还有日常易发生的胃痛、胃胀、呕吐等病症，可用刘氏揉术轻按或弹压内关穴，若病人有麻感向中指放射，就说明取穴较准，效果也就出来了。

第三个是公孙穴。公孙穴位于足太阴脾经，同时又与冲脉相通。脾居中焦，可运化水谷精微，主司食物的消化、吸收和运输功能。而冲脉是十二经脉和五脏六腑气血运行的要道，既可上贯于头部，又能下渗于四肢。所以脾胃方面的不适，比如消化不良或腹胀、胃痛、吞酸、呕吐等消化系统的问题，都可以通过按揉公孙穴进行调理治疗。

第四个是中脘穴。中脘穴可治疗慢性胃炎、胃溃疡、胃扩张等，对于腹痛、腹胀、肠胃不适有很好的缓解作用。揉术时大拇指相对，用力点揉，先顺时针、后逆时针按揉，以拇指螺纹面施力。嘱患者配合腹式呼吸一并按压，吸气时肚子往回缩，吸到顶时憋住，然后用力点压，坚持3～5分钟，至出现酸痛、打嗝乃见效，对于胀气、胃痛效果尤其明显。

瘀堵是百病之源

随着医学的发展，过去很多严重威胁人类生命的疾病逐渐被克服了，但慢性病这个怪物却在悄然增长、蔓延。当代社会节奏快、压力大，人们脏腑功能失调，免疫衰退，主要的致病的原因已不是生物因素，而是生活方式和心理状态。

那么，慢性病、疑难杂症是怎样形成的呢？

这个问题很复杂，恐怕没有哪个医生能给出精准完备的答复，要不然怎么叫"疑难杂症"呢？但是其主要的原因，可以肯定地说，是体内的瘀、滞、堵影响了人体各大系统的运行秩序，造成内部结构性变化，破坏了各系统之间的平衡，局部影响整体，才逐步形成了难以治愈的顽疾。

先从瘀、滞、堵的形成说起。在日常生活中，人体常常因风寒湿邪和情志变化造成气血不通，形成经脉瘀阻，进而使皮层汗腺、毛孔闭塞，造成代谢功能紊乱。停留在体内的寒邪凝聚阻碍气机产生气滞，邪气郁结停留在淋巴液里，形成气滞血瘀，聚集成为阴性物质，这时，一些酸性物质会在人体内堆积，形成微粒子，积结为节，引发病变，造成恶性循环，破坏人体细胞组织结构。这些微粒子在人体内游走或堆积皮下渐渐成为肿块，埋下疾病的隐患。

还有，人体骨关节、肌肉、脂肪、皮肤、筋腱等组织在活动时容易受损，在睡眠时容易积瘀，长期积累，形成粘连、结节等，当这些东西逐渐形成、长大以后，使局部区域缺氧，不能正常代谢，又会对经筋、络脉等造成破坏，形成恶性循环，致使人产生相应病症。

从实践观察，发现多数慢性病都是由于气血瘀阻造成的，由于人体自身的气虚、血虚给各脏器带来一定程度的影响，气机凝结阻滞，造成气滞血瘀，严重影响血液的回流、循环，这样一来，有了器质性病变的基础，久而久之就形成病灶，在饮食、情志、环境、气候变化等因素的影响下，病灶逐步发展，就形成了肿块。

人体任何一个区域形成瘀堵堆积，人体整体气血运行都会受到一定的阻滞，长此以往，可能会对人体整个组织系统造成慢性器质性破坏，人体的呼吸系统、消化系统、免疫系统等也会受到影响，并且进一步形成体内细胞代谢物滞留的问题。

气不通发麻，血不通发痛。气血瘀滞对人体产生影响，从局部疼痛到全身骨关节疼痛，直至影响到五脏六腑，进而由"瘀"转化为"堵"，转化为癌瘤，就难以治疗了。由于癌瘤中心缺氧，会腐烂变质，形成一个从内向外腐败的癌变过程。所以说，防癌先治瘀，防止瘀、滞、堵是抗癌防癌的关键。癌症病人为什么会出现疼痛难忍的状态？因为肿瘤病人多为中医讲的"寒性体质"，寒属阴，而阴盛伤阳，伤及元气，产生了局部细胞坏死，局部腐烂，形成炎症，毒素猖獗，故疼痛剧烈，危及生命。

肿瘤的形成，是因代谢失常使体内垃圾滞留沉淀，形成阻滞气血运行的障碍，聚而成瘤，影响到脏腑，使人体营养供应、新陈代谢和造血等功能受到破坏。多数人的病症都是从不经意的局部疼痛开始，到后来症状加重、脏器受损时人们才去求医，为时已晚。还有的人在治疗时调治方法、医方不对症，使经脉瘀堵更甚，加重了病情。很多病人到医院求治，各种仪器查一遍，似乎有了依据，又通过解热止痛、消肿，或打抗生素，强行抑制人体免疫系统，治疗一段时间后，表面上似乎好转，热退了，炎消了，便出院，但隔不了许久，出现反复，再住院，如此这般地往返数遍，渐渐地，症状加剧，疑难杂症就这样形成了。

大千世界万物发展皆有规律。人是由细胞组成的，细胞无时无刻不在变化着。对人的体质形成影响的因素有许多方面，人的情志、生活环境、饮食的变化都影响到人的体质，使之发生微妙的变化，这些人们往往感受不到，意识不到。比如，人体吸收了不良物质，可能会对经络、脏腑造成破坏性的改变和损伤。中医说"经络决生死"，细胞变异造成经络不通，是形成慢性病、疑难杂症的重要原因。

什么叫气血循行？人体内的"气"是看不见、摸不着的，但"气"有自己的气孔通道，"气"在体内的胀缩、排放和体内阴阳物质的活性有重要的关系。如果身体内气血运行通道发生大面积堵塞，阴性物质遇寒凝滞，由于流通受阻，体内的阴性物质缺乏氧气的供应，就会发生变化，当这些物质沉淀并在身体最阴处长期停留，体质就开始发生变化。所以说，整体、全面、系统调理经络气血，增强身体自愈能力，激活免疫机能，促进代谢平衡，是中医外治法"内调"的关键。

另外，人体质缺阴、少阴、失阴、伤阴，同样会造成机体状态失衡问题，同样是慢性病产生的基础。阴阳变化是人体时时存在的现象，阴阳保持平衡，身体才能健康。阳是身体的能量，能量靠阴养，阴靠阳长，相互依靠生存，维持着人体的健康。所以人体筋、骨、肉变化与体内气血盛衰有着直接的关系，而气血的盛衰与后天之本脾胃的运化功能及脏腑的代谢功能有着直接的关联。这一系列的连带关系，决定着人体整体生理现象变化的走向。同时，这一系列的变化直接影响着人体生理，可造成退行性改变并产生疾患。

筋、骨关节形成的粘连造成气血不和、气血运行不畅，如果不进行调理治疗，可能会形成恶性循环，造成严重恶果，比如皮肤板结可造成无汗症，体内寒湿瘀滞可造成汗腺堵塞、脏腑之间通路受阻、肠道粘连及新陈代谢功能紊乱等。

寒从脚下生，病从阴处来。寒湿性体质是慢性病产生的温床，调理治疗的方法就是平衡阴阳。而要恢复阴阳平衡，则要解除体内粘连结节、瘀滞阻塞对气血运行的影响。比如：当一个人因风寒侵体感冒，风寒抱成团，热进不去，形成恶寒、发热、打喷嚏，这种常见的病证也多是以肌肉粘连长期阻碍气血运行为基础的。

当局部影响整体，人体各系统运行规律被阻滞打破，造成免疫功能低下，产生生理功能障碍，出现体质衰退现象，慢性病、疑难杂症就由此形成，并开始一步步侵蚀人体。

刘氏圈疗三步法独有的特点是什么呢？先调中焦，从中部开始调理。调胃俞、脾俞、肝俞、肾俞。得中原者得天下，中焦就是人体的"中原"，所以调阴阳、调脏腑、调经络要从中焦开始。除湿化痰利水，通经活络，软坚散结，温阳散寒，祛风，扶正祛邪，增强免疫力，不伤脏腑，不伤气血，帮助气血正常运行，恢复人体的元气、能量，平衡阴阳，激活修复细胞。

我父亲历经半个多世纪的临床临证观察研究，发现了瘀、滞、堵造成人体内部结构变化的问题，确立了从人体规律性结构入手的调理治疗思想，通过深度调理，解决生活中内外因素对人体造成影响和破坏的问题，阻止这种恶性循环的进程。刘氏圈疗梅花香调理治疗的核心理念就是细胞修复，解决经脉问题、气血问题及人体脾胃运化、新陈代谢、阴阳平衡这几方面问题。

在这里，我要告诉大家，很多人出现局部肌肉疼痛是由于局部的肌肉粘连形成板结后阻滞神经线而导致的。这一症状的产生，实际上是在给人打招呼，提醒人们重视，及时求医进行调理治疗。人们对此却往往没有足够的认识，任其发展，直至对身体造成破坏，形成难以治愈的慢性病或疑难杂症。还有一种现象大家要注意：人体内产生变化是每时每刻、周而复始的，身体内的反复变化是一种正常现象，出现病症是正常的。但人们往往不能正确对待自己的病症，生病时烦恼，求医时急躁，这就造成了很多人经历长期看病后对医生越来越没有信心，感到越来越没有希望。因为看的大夫多，每个大夫施治方法不同，开方用药不同，形成大夫越看越认不准、病人也越来越说不准病况的恶性循环。其结果往往是越治越差，最后病人体质越来越糟，对医生的信任度越来越低，这种恶性循环是要医患双方面共同努力才能克服的。

给病灶找出路，这是刘氏圈疗调理治疗过程中的重要理念。刘氏圈疗从整体考虑，全面分析因果关系，系统制订调理治疗方法，先解决出路问题。因为代谢的通道产生了瘀堵，体内垃圾不能正常排出，这是造成人病症的重要因素。顺经络进五脏，利用温热效应，增加能量，祛风散寒除湿，活血化瘀，平衡阴阳，使气血相依相存，相辅相成，健康运行，这是梅花香系列配伍组合疗法内病外治、透皮吸收、通达五脏特有的效果。通过对患者进行全身整体调理，对多种慢性病、疑难杂症能起到根本性改变的作用。调未病、治已病，这就是刘氏三步法的基本功能。

在长期的临床中，我发现有很多疑难杂症的形成和产生都是因为人体皮肤表层汗腺毛孔闭塞造成代谢功能紊乱，正常的毒素垃圾无法排出体外，形成经脉瘀阻。当人体最大的双向调节器官——皮肤出现问题之后，会导致脏腑通向体外的排毒系统出现问题，而人体排毒系统出问题，会进而导致机体内分泌紊乱。疾病渐渐出现，到一定程度就形成了慢性病及一体多病的状态，久而久之，生理和心理的双重折磨进一步加剧人体疾病的发展。

脏要实，腑要空。腑积，积而招邪，水积腹肿，气积不畅，血积疼痛。刘氏圈疗的办法是把门打开，把病邪放出去。气血瘀滞对人体产生影响，从局部疼痛到全身骨关节疼痛，直至影响到五脏六腑。这一系列的演变转化过程，都是局部的缺氧造成的病症变化。所以说，治病先治瘀堵，是治疗慢性病的关键。辨证施治，个体个疗，使药物刺激患处，激活细胞组织，促进代谢，达到温经散寒、疏通经络、活血通脉、调节脏腑功能的效果，即可改善临床疗效，尤其对虚寒病证的人有明显的治疗作用。

瘀堵是百病之源，其造成的经络阻塞对身体危害极大，影响脏腑功能。它首先对脾胃形成破坏，造成营养供应不足，形成恶性循环，再产生疼痛，对人体造成伤害。

骨关节疼痛是风寒湿邪严重破坏人体免疫系统，阻滞神经系统、淋巴系统、经络系统等人体气血、津液运行通道的主要病症反映。风湿邪气是游走性的，顺经筋影响津液、气血运行，会导致局部皮肤发凉变色。在人们运动过程中，这些邪气游走到骨关节处堆积，越堆越多，并在关节周围抱团，遇天气变化时，风寒湿邪侵蚀人体，即产生疼痛，形成病症。

这种病症首先要松筋骨，通经络，祛湿毒，使皮肤出红疹、发热、出汗，以排湿毒。在施灸时要辅以揉搓，揉搓消散体内的沙粒状结节，防止沙粒状结节形成条索，聚结后形成硬核。当这些物质形成较硬的核状后，阻断了经络的正常运行，压迫神经系统，可产生局部麻木、组织坏死，这种状况一旦产生，将对人体造成极大危害。且硬核形成后，会导致体内表层附近血块的瘀结，那时想要打通就很困难了。骨关节疼痛往往是因体内深层骨缝、筋腱接骨面形成沙粒状结节而造成的，这种情况在按、压、揉时会产生剧烈疼痛，但一旦揉散开就会顿感轻松。所以温热灸后，揉散沙粒状结节及条索状物质就尤为重要。总之，如何解瘀散结，是调理治疗的首要问题。

三步法调理疑难杂症

多年来，有很多朋友对刘氏圈疗倍加关注，给予我很多帮助，他们有医疗业内的主治医师、教授、中医研究者，也有作家、记者等。他们对圈疗从质疑、观察到了解、信任，有的目睹了一些危病重症的治疗好转过程，有的经过自己和家人体验，认为刘氏三步法是一项有很高普世价值的、有利广大民众的好疗法，于是开始热心帮助我推广传承。有一次，当我说起圈疗调理治疗各种疾病时，有位作家朋友质问："照你这么说，刘氏圈疗就是包治百病啦？"在场的朋友都笑了，我笑着说："你还别说，还就是'包治百病'的好方法。多年来，这个疗法调理治疗好了许多疑难杂症，这是不争的事实。"

说"包治百病"固然是笑谈，但用一法治多种疾病总得有个说法。我说，这是因为多种慢性病都是因瘀、滞、堵引起的，病因有共同之处，医理自然相同了。多年来，刘氏圈疗调理治疗疾病的核心机理都是围绕软坚散结、化瘀消堵，而配伍组合三步法

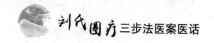

进一步加强了这方面的功能，因而有了更好的疗效。

这场争论虽然是一次朋友间的笑谈，但引起了我的思考，中医调理治疗慢性病、疑难杂症，以什么手法才能真正解瘀消堵、去除病症呢？

找病因、寻方法诊治疾病的过程，就是医学发展史。

因瘀、滞、堵而导致多种慢性病和肿瘤是一个极其普遍的现象，社会急切地需要一种简单易操作、切实有效的调理治疗方法，一种可疏通经脉、化瘀活血、软坚散结、激活人体免疫系统以达自治自愈之目的的中医药外治调理治疗体系。基于此，刘氏三步法应运而生。刘氏三步法是应慢病时代的需求而发明的创新型调理治疗体系，以调整经络、贯通气血、脏腑同调之创新理念，修复新陈代谢功能、免疫功能，恢复体质平衡，激活人体自愈能力，这是三步法调理治疗各种慢性病的总体思路，也是刘氏三步法的灵魂。

我们对于慢性病的病因病机已有统一的认识，瘀、滞、堵为百病之源，化瘀堵便能解除病症。这似乎是个简单的问题，又是一个极其复杂难解的问题，不然，为什么面临慢性病这个大敌，西医无奈，中医也是众说纷纭呢？三步法在临床实践中发现：只有找到软坚散结、化解瘀堵的有效方法，才能解除病症。

瘀堵是病因这个基本道理大家都懂，解瘀化堵的关键俞穴也都知道，那为什么治疗慢性病却还是这么难呢？因各种病症瘀堵情况不同，瘀堵的部位亦不同，寒热交杂，虚实不定，表里多变，一般的手法根本解不了瘀，化不了堵。怎样一种方法才能强力有效地软坚散结，化瘀解堵，以打通经络，疏通整体，平衡阴阳？一虎难敌群狼，仲景师在治疑难杂症时一反常法，投大方合力围剿，三步法就是依照这个思路，集合揉术、香灸、圈疗等多种手段合力围剿瘀、滞、堵，整体上调理人体气机，贯通气血运行通道，保持阴阳平衡。

刘氏圈疗围绕这个课题反复研究实践已经半个多世纪，花费了两代医匠的心血和努力，把中医外治最有效的几种方法配伍组合，并引用中医用药"君臣佐使"的理念，揉、灸、贴步步为营，"三步法＋圈疗""三步法＋腾疗""三步法＋线绳牵引式排毒法"等各种手段应对各种病症，为治疗慢性病开创了一条新的途径。

刘氏三步法不是一种单纯的治病手段和方法，而是一个完整的中医药外治法调理治疗养生体系。从疗法上讲，采用了揉术按摩、香灸、贴膏、腾疗、画圈等；从功效上讲，可抗癌防癌和调理治疗多种慢性病、疑难杂症；从技法上看，可灵活应用，根据"人中的病，病中的人"，依具体情况采取配伍组合，亦可单独使用揉术、香灸、贴膏，真正做到了个体个疗。这一系列治法靶向一致，配伍组合之后功效增强，作用持久，可应用于多种慢性病和疑难杂症。

刘氏三步法是在刘氏圈疗的基础上提炼创新而成。刘氏圈疗外治体系疗法是刘氏几代人以医匠精神苦苦钻研，经百余年实践验证，在各个时期不断创新、不断改进完善的民间技法，在民间有着广泛的口碑。三步法的创新和独到之处在于它把刘氏圈疗外治技法的精华完美配伍组合，把每一步技法独立的功能与疗效综合叠加在一起，构成了其调理治疗各种慢性病的特殊作用。

作为一个中医药传承创新项目，刘氏三步法的优势在于一揉、二灸、三贴，从人体最大器官皮肤的表层入手，直达病灶，直接调理治疗，简单易行，安全绿色，可复制，易推广，调理治疗"人中的病，病中的人"，以满足人们日常保健、健康养生、调理治疗所需，可用于正常人群或急慢性病症、疑难杂症及肿瘤患者等。

三步法每一个步骤都是在长期的实践中一点一滴总结出来的，我们对每一个病人、每一个医案，从病理判断到处理方法，都要做详细的记录和分析。初次诊疗是怎样处理的？之后又改变了哪些方法，变换了哪些部位？每一个方法的运用是否到位？痛点在哪一条经脉上？对应的是哪个脏腑反射区、穴位？做总结，问变化，改思路，同样的病在不同的人身上会有不同的反应，加之情志、气候等各种因素的影响，变化多端，在调理过程中，这些因素都要考虑进去。

三步法是从人体最表层入手，直达病灶，激活气血、津液的生成，温热后驱散寒气，使局部血液循环恢复正常。当血液循环恢复以后，才能使心脏的泵血正常，气血充盈，保持体温正常，这种全身调理整合的理念是中医外治法的基本道理。

中医行内人士常常会遇到这样一种问题：在调治一种病时会刺激、伤害另外的脏器，引起脾胃的运化失常，给人体带来伤害。为了克服这种"顾此失彼"的情况，刘氏三步法从人体最大代谢器官皮肤的表层入手，直接以温热能量化瘀散结，寻找到了直达病灶软坚散结的最快处理方法。

经络不通，气血运行不畅，供养不足，造成一系列循环系统瘀堵的症状，如结节囊肿、局部酸胀麻痛木、筋腱发硬等，转化成体内局部严重问题。体内阴性物质堆积过多，细胞垃圾代谢不利，瘀堵粘连，对神经系统形成压迫，这是体内炎症及疼痛产生的病因。刘氏三步法在调理中尤其注重对手腕、脚腕的揉术疏松，促进四肢功能。这是因为手腕是手三阴经和手三阳经共同经过的部位，是经络汇集的地方，刺激手腕、脚腕可激发十二条经脉，舒筋活络，促进气血运行。

刘氏三步法将几种刘氏主要家传绝学的技术操作核心与刘氏重要制剂有机结合，互补互用，多靶向作用于机体，同时，着眼整体，重视体表经络的疏通。这是刘氏三步法的核心机理，也是调理治疗慢性病、疑难杂症功效好的奥秘。

通过对筋骨经脉的疏松调理，再辅以刘氏圈液、刘氏梅花香、线绳牵引式排毒丸剂、刘氏自制药膏、腾包配伍组合，在调理治疗过程中起到补充阳气、平衡阴阳、活血通络及促进各系统细胞修复、增强人体免疫的作用。

刘氏圈疗体系三步法的核心技术是多种疗法的配伍组合，大大加强了效能，激活机体流通、融化、消散结节的代谢活性，促进全身气血流动，当全身气血运行恢复正常以后，就可以进一步带动五脏功能的修复，增强经络的活力。由于血液的滋养，元气的恢复，气机升降正常，人体在自身的细胞代谢功能正常之后逐渐恢复活力，强化了免疫功能，体质回到阴阳平衡状态。这样的调整才能真正起到保健效果，同时也能从根本上改变多种慢性病一体多病、久病不愈的状况。

病理转变都有一个过程，这个过程需要一定的时间，在这个时间段里，只要找准了病源，用对了方法，调理治疗措施得当，就有可能控制和治愈疾病。我们逆向导入调理治疗，使药力透过皮肤表层，散瘀结，消阻滞，逐步循络入经，达到活血化瘀的直接效果。调理治疗过程中仔细地观察体表肤色变化及穴位反应情况，有效调整方案，个体个疗，认真辨证，以梳理、制订出有效的调理方案。

刘氏圈疗体系三步法中的画圈和梅花香灸，可将体内因风、寒、热、湿侵入而形成的瘀、滞、堵借助人体热敏感应和药力效果从里向外拔出并排出体外，具有温阳通络、祛寒除湿、豁痰透窍及清热凉血、利湿清热等功能。它对多个系统的病症都能进行有效的调治，很多长期坚持调治的人都有体验和感受，坚持到三个疗程以后，就能明显感受到它的效果。

一个好的方法、好的经验是来之不易的，有时要经过几代人的努力，刘氏圈疗也是如此。刘氏圈疗体系三步法是依据中医实践理论，从整体上调理治疗，全面系统分析人体病症的起因变化，在实践中探索，不断求证其合理性，不断完善临床的调理治疗技法。其核心机理就是通过按、压、揉和香灸、贴膏等手段，通经活血，解瘀化堵，软坚散结，恢复人体免疫功能，使人体达到阴阳平衡，强化人体自愈系统以保持健康。实践证明，这个操作方法是科学的，是建立在广泛的医学理论基础之上的，是人性化的，是中医药外治法的一项创新，是符合全民大健康事业发展的好项目。

我们在临床临证中不断完善三步法的技术标准，不断扩大三步法的应用范围，先后治愈过多例骨关节病、心血管疾病、胃肠神经官能症、肾病综合征、中风后遗症、淋巴结结核、肝硬化腹水症、气管炎、骨质增生及不明原因瘀肿等疑难杂症。

有效的调理治疗需要帮助患者解决自身体质问题。调理治疗疾病，要整体、全面、系统地看问题，任何问题的出现都有其必然原因，调理治疗一定要先抓住影响身体健康的因素的主要环节，再通过该环节查其症状产生的原因、节点，进行靶向性调理治疗，才能达到理想的效果。通过一系列的排除、论证，找到形成病症的主要原因，找到原因，有了好的方法，那么，疑难杂症就不再"疑难"了。

通过梅花香灸进行点到线、点到面热敏感应扩散及局部热能推动，然后贴膏以软坚散结、行血化瘀，持久维护，热传导促进气血运行，通达表里，使皮肤的"呼吸"功能真正起到双向调节作用，让全身畅通起来，恢复各脏器功能。

为什么要进行整体、全面、系统的调理？因为人是一个整体，五脏六腑与经脉、骨关节等都是相互关联、相通且互为依存的。每一个脏腑都不能出问题，否则就会相互影响，相互制约。当一个人感觉身体不适时，说明某个环节已经出现问题。人体各系统之间是紧密联系的，所以，调理治疗时要从整体系统的调理思路着手。同时，也要给病灶找出路，沿着病灶这个点，循经走穴，以点带面，以面带线，形成点、线、面的调理思维导图，从而达到标本兼治之效。

三步法之第一步揉术，可刺激体表反射点、病灶部位或穴位区域，使受影响的脏腑、经络功能得以恢复。通常在按揉到相关部位的骨缝处时会有如沙粒硌手的感觉，这是由于入侵的风寒湿邪长期凝结而导致体内形成沙粒状物质，这种物质容易停留在人体关节处，并随着身体活动不断变化，或破裂分散，或集聚成结节，形成病灶，导致局部疼痛。对这些结节要反复按、压、揉、推，至散开为止。接下来的第二步，就是用梅花香重灸结节周围，要灸透，灸到局部表面出水、发汗为度，若感疼痛再反复施灸，直到身体内大量毒素排出。这个过程要根据个人情况反复调治，才能彻底解除病痛。紧接着第三步，贴敷刘氏膏药，贴膏可保护体内灸热的温经作用，把病毒拔出体外。刘氏药膏有消痛活血、软坚散结之功效，同时利用膏药的"抓力"，清理皮层组织垃圾，排出深层毒素，解除板结、粘连、聚积，实现经络气血通畅，达到五脏同调、整体修复的效果。

刘氏三步法医疗思想和基础理论是建立在中医普遍基础理论

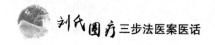
之上的，以"兵团作战"之优势，定点靶向解瘀化滞，破解瘀滞阻塞，贯通经脉气血，平衡阴阳，恢复人的免疫力。正是因为找到了"一通百通"的规律，刘氏三步法在调理治疗慢性病、疑难杂症方面开辟了一条新路径。

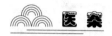

骨关节疼痛案

基本情况：刘某，男，68 岁，双膝关节疼痛、肿胀十余载，2018 年 9 月 13 日来调理中心求治。述双膝关节疼痛绵延 13 年，上下楼梯时疼痛加剧，下楼梯更是举步艰难。2018 年 4 月拍片检查显示有骨性关节炎、骨质增生。患者女儿在医院工作，是一位科室主任，为给老人治疗腿疾想尽了办法，可是一直都没有好转，最后医院提出更换关节的方案，老人难以接受。后来在女儿的强烈建议下，他抱着试试看的心态来到了刘氏圈疗中心。

既往史：无其他慢性病史，无药物过敏史。

诊断：通过望诊、触诊，发现膝关节处有积液，脚底有蜕皮和脚垫的症状，小腿和委中有静脉曲张，膝盖肿胀，膝关节屈伸不利。双下肢末梢循环差，气血瘀堵严重。

调理方案：采用揉、灸、贴三步法，化瘀消堵，通经活血，缓解疼痛。揉术主要针对下肢，香灸时对脚底和膝关节等部位进行重灸、透灸。贴膏以双下肢为主。

调理过程：施行揉术时，老人感觉僵硬酸胀多年的双下肢得以舒展缓解，连喊舒服。香灸过程中烟气很浓，香灰有粘香头的现象，说明患者体内湿气很重。为确保香灸效果，延长香灸时间，贴膏以膝盖、小腿为主。

调理结果： 按此法调理 3 次之后，患者疼痛明显缓解，膝盖僵硬有所减轻，膝关节可以正常屈伸，感觉整个下肢轻松灵活了。之后，根据病症转变情况，对调理方案做了些微调，为患者又持续调理了 7 次。经一个疗程调理，各种症状明显缓解，老人和身为医生的女儿对调理结果都十分满意。

强直性脊柱炎案

（圈疗中心技师在公众大讲堂分享的病案）

2016 年 11 月底，我在深圳加盟店进行技术培训时，现场调理了一个强直性脊柱炎患者，调理效果明显，患者很满意。把这个医案分享给大家，便于大家在遇到这类病症时应用刘氏圈疗三步法为患者解除病症。

大家知道，强直性脊柱炎的常见症状表现有很多，首先就是脊柱两侧膀胱经附近的肌肉呈条索状，变僵变硬。而这位患者僵硬状态十分严重，脊背、下肢都很僵硬，这种情况下直接揉、灸、贴难以保证功效。我和调理师先采用药包热敷法，用药包来热敷患者背部与脊柱，使他僵化发硬的背部肌肉得以软化。当他背部的肌肉变软、变热之后，再按三步法施治，这样，揉术、香灸、贴膏的时候，药力就能够更快地渗透到皮肤深层次的病灶处，产生更好的功效。

使用药包热敷大约半小时之后，采用刘氏三步调理法的第一步，即揉术按摩，重点按摩其后背的至阳、大椎、命门等部位。针对背部的病症，按照我们刘氏圈疗"上病下治"的调治理念，

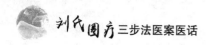

重点对患者下肢，即腰部以下的臀部、腿部施展揉术。

因为深圳气候的原因，在进行揉术操作的过程中，患者出现了全身出汗的情况，而且全身发冷，出的都是凉汗，尤其是手部和脚部，排汗相当多。在这种状态下，整个揉术按摩过程结束之后，患者感到全身非常轻松舒适。

接下来开始梅花香灸，这是三步法的重中之重。在使用灸法的时候，以刘氏圈疗一个非常重要的调治理念"调阴升阳"为指导，先香灸背部，从督脉开始，然后再灸任脉。同时，还要注意一条刘氏圈疗贯穿始终的调治思路——要给病灶找出路，因此要对脚底的涌泉和脚趾等部位反复灸，达到热、透的程度。能明显地感觉到患者足底一直在排汗，并有凉气、凉风排出。

梅花香灸结束之后，立即进行膏药贴敷，以进一步加强和巩固疗效。主要贴的是病灶处的脊柱，以及腰部和腿部。

调理过程中患者的感受和病情是一个逐步变化的过程，呈递进式的逐步好转。头几次调理之后，患者说感觉全身轻松，但是并未觉得病症有明显的缓解。当调理进行到第5次的时候，患者表示感觉到了明显的好转。以前，患者最多只能平躺20分钟左右，否则就会脊背酸疼，难受得不能持续，现在平躺40多分钟，脊柱两侧肌肉也不会出现紧绷酸疼感。

切实的感受，明显的疗效，增强了患者坚持调理下去的决心。直到调理完三个疗程，取得了更加明显稳固的疗效后，患者带产品回家自行调理。

大家知道，强直性脊柱炎病症表现主要是脊柱两侧肌肉发僵发硬，顾名思义，就是被"强制"了，行动受限。调治这类病首先就是要软坚散结，那么，如何使病变发硬的肌肉软下来呢？我们在实施三步法之前首先采用药包热敷法，利用药包的热力和药性疏通患者发僵发硬的皮肤和肌肉，使其变软，软下来之后，才便于接受揉术按摩、梅花香灸和刘氏家制膏药贴膏的三步法调理。三步法把三种疗法效果叠加，形成一种靶向一致的步步递进的态势，以达到最佳调治结果。

按：强直性脊柱炎症状多而复杂，主要累及后背脊柱部位。脊柱乃督脉循行所在，督脉主一身之阳气，患者因肝肾亏虚或痰浊、瘀血互结，又外感寒湿之邪，督脉脉络亏虚，致使阳气不能温养脊柱关节，从而引起一系列的临床症状。该病常表现为腰背疼痛，晨起时腰背强直不适，活动受限，病灶处肌肤触之发热，夜间腰背疼痛加重，翻身困难，或伴有低热，口苦口渴，便秘尿赤，舌红，苔黄腻。中医调理治疗以补益肝肾、清热解毒、化湿通络为主。

本案的发病原因是长期积累的寒湿和炎症使脊柱关节附着点的肌腱、韧带、关节囊发生病变，逐步纤维化，若不及时治疗，晚期会出现典型的脊柱竹节样改变。刘氏三步法以揉、灸、贴手法配伍组合，化瘀排毒，扶正助阳，注重动态调理，对于初期患者可消炎止痛，解除关节疼痛、晨僵、肿胀等病症；对中期患者可在一定程度上控制病情发展，使疼痛、活动受限病症缓解或消失。在调理过程中要细心观察、灵活处理，并助患者树立"三分治，七分养"的理念，方能达到最佳调治效果。

下肢静脉曲张案

（圈疗中心在公众大讲堂分享的病案）

患者姓狄，是一位76岁的老人，患静脉曲张已20余年，曾做过手术。自述双腿奇痒无比，两条腿不能抬起，每走一步都很困难，一到晚上双腿痒的时候比蚂蚁咬还难受，常常是凌晨 2 点到 6 点无法入睡，只能坐在床上发呆，严重影响健康。

老人坐在调理中心讲述时，我们几个调理师心里都充满同情和担忧，因患者年高病重，刘应凯先生亲自为她诊断。老人 20 年前曾行双侧大隐静脉结扎术，近来双侧下肢静脉再次隆起、扩张、迂曲，呈蚯蚓样外观，伴肿胀、湿疹出现，局部奇痒，行走艰难。这种奇痒如同酷刑一般折磨老人多年，时常痒得人抓心挠肺、痛不欲生，这种奇痒就是由下肢静脉曲张造成的。像这样病变范围大、病程长、病情重的下肢静脉曲张患者，又是一位年逾古稀的老人，刘氏圈疗体系三步法如何进行调理治疗呢？

刘应凯先生经过详细的观察、问询确诊后，亲自为老人制订了调理方案。首先为其下肢做了揉术，环跳、风市、委中等穴都有硬结，十分僵硬，腿部颜色青紫发黑。香灸从脚底灸起，开始时热传感不好，慢慢地热量上传至小腿，膝盖处有凉风，热量从脚趾能传到脊椎处。刘应凯先生施灸非常细致，有的地方缓缓温灸，有的地方重灸、透灸，老人不时感叹说很舒服，从没有这样舒坦过。

第一次调理非常成功，老人下床一迈步就感觉不一样，双脚不再拖着走，小腿和双足都轻松了。紧接着，按照这个调理方案连续为老人调理了 9 次，完成了一个疗程的调理治疗。之后，老人腿部痒症完全消失，她如释重负，连连说："这下好了，再不遭受那个罪了！"

记得刚来到圈疗中心时，老人拉着刘应凯先生的手说："刘医生，您只要能让我晚上不痒了，能睡个安稳觉，白天能抬起腿，能走路，你就是我的活菩萨。"经过一个疗程的调理治疗后，老人的诉求全部得到满足，夜间不再发痒，双腿改善良多，行路可不用拐杖了。调理前老人在家只能干坐着，接个电话都成问题，现在自己可以下楼转转或者买个菜什么的。

这个案例让我们看到，刘氏三步法对于静脉曲张有很好的调治效果。

按：静脉曲张主要因寒邪侵袭经络引起，血脉收引，瘀血内生。而瘀血内生是因气虚，气虚则血液生化不足，血行无力推动，造成血液瘀滞于内。临床表现出肢体疼痛、怕冷、发凉、肤色苍白及舌暗淡、苔薄等寒凝血瘀之象。刘氏圈疗三步法把揉术、香灸、贴膏配伍组合，温通经脉，散寒化瘀，益气通络，以促血运行，祛瘀而不伤正，使正气得复，脉络以通，取得良好的效果。

类风湿案

基本情况：徐某，男，45岁，湖南常德市桃源县人，2017年11月13日来圈疗中心求治。自述患类风湿十年，手指关节红肿、酸胀疼痛，脚趾关节不能弯曲，双侧肩关节活动受限。

既往史：无传染病史，无药物过敏史。

诊断：类风湿因子阳性，心前区疼痛，口唇发干，常失眠。

调理方案：第一疗程采用揉、灸、贴三步法，第二疗程采用圈疗，第三疗程圈疗与贴膏配伍。

调理过程：三步法调理。揉四肢时可见类风湿很明显，患者疼痛反应强，改轻揉。香灸四肢，贴膏肝区、胆区、脾区、胃区及臀部、小腿。足部热传感强，灸委中、承山、足三里等穴时，足三里往下一条线湿气重。第一天经上、下午两次调理后，患者

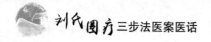
感觉轻松很多。

之后又进行了六天揉、灸、贴调理，部位大致相同，但每次有侧重点。第三天时，左侧云门处揉术时有结节，灸手关节外侧时感觉腹部有气打转，患者诉肩头胀、沉，灸小指内侧关节时，感觉左侧膝有酸痛感，灸脚后跟有凉风外冒的感觉。第五天，灸脚背时有犯困、打嗝、放屁现象，并说感觉右脚内踝有如触电的感觉。第六天灸至阳时热量可传导至膈俞，灸长强等穴时感觉热量可传导至委中。贴膏肝区、胆区、脾区、胃区、肩、腰、臀、脚踝。第七天重点香灸至阳、大椎、命门、长强，灸至阳时有打嗝、呕吐现象，灸八髎时感觉右脚和左腿有充气感，灸解溪时感觉肚脐有潮湿感。贴膏肝区、胆区、脾区、胃区、腰、臀、膝盖、小腿、腹股沟、肩膀、手臂。

经第一个疗程七天的揉、灸、贴三步法调理，患者疼痛感明显缓解，感觉全身轻松。11月20日开始进行圈疗调理，第一、二遍画圈时全身发冷，第三遍时双臂冷得发抖，第四、五遍时手臂发痒，脚底发凉。次日调理时症状有所变化：面部发白，下巴起水疱，乳房下部、后背水疱局部有溃烂，两侧肘关节处发痒，画圈时全身冷，右肘关节起水疱，关节发热，面部和两耳侧发红，头顶冒凉气。

之后的几天调理反应大致相同。第七天调理时出现两侧乳头溃烂，面部红肿刺痛，颈部、乳房下方、右腹部有黏液排出，大便粘腻，小便色黄，后背痒，肚脐排风，中脘发红。随之进行了第二和第三疗程的圈疗调理，以小圈为主。从第三疗程起，患者各方面出现好转，手关节、踝关节肿胀消退，感觉右手力量增强。

调理结果： 经过三个疗程的调理，患者肿胀发亮的手指彻底消肿，皮肤变得紧致有纹理，疼痛感大为减弱，原本不方便弯曲的手指现在已经可以自由屈伸。最重要的是患者睡眠改善，食欲增加，可以自由出行了。

按：患者本病病机主要是风寒湿邪侵袭，肾中阳气不足，肝气不能生发，邪气凝滞经脉，气滞血凝，不通而痛，也就是说病根在五脏。而刘氏梅花香的特点就是五脏同调，加以圈疗化瘀排毒，功效倍增。

慢性肾炎案

基本情况：王某，女，44 岁，家住西安市临潼区，2018 年 4 月 17 日来圈疗调理中心求治。述长期失眠多梦，经期不规律，脾气暴躁。3 月底在临潼某医院做尿常规检查，潜血"++"，长期以来总有排尿不畅的感觉，颈椎、腰椎增生，关节活动不利，腕关节肿胀，膝关节疼痛。近年常出现水肿。

现病史：2008 年因患"急性肾盂肾炎"先后入住省中医医院、交大二附院和银川武警医院住院治疗。后因工作和心理压力过大，尿潜血时阴时阳，先后在西安周边及山东民间寻求中医治疗，效果一般。2012 年在西安某处行按摩调理，配合自服保健品，尿潜血恢复正常，维持三年后，于 2015 年尿潜血再次转为"++"，继续到周边寻求民间中医治疗，无明显变化。2018 年开始慕名到我中心调理。

既往史：无药物过敏史。

诊断：慢性肾炎。背部僵硬、冰凉，大椎、至阳刺痛，下肢风市处有条纹状硬块，委中有小包，承山有硬节，脚底有明显结节，脚趾有沙粒状结节，整个下肢肿胀、僵硬，触诊时刺痛明

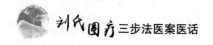

显。体质寒湿、血瘀、气郁。

调理方案：以圈疗加揉、灸、贴三步法调理。

调理过程：头三天画小圈时，耳朵、脖颈发红发痒、有汗液排出，全身起红疹子，小腿、小臂肿胀明显。香灸时后腰、乳根下、后背出汗。后四天画小圈时，四肢和面部红肿，双耳蜕皮，面部、下巴处有溃烂，画圈中患者诉寒冷难以忍受，贴膏后才缓解。第八天画大圈，症状变化明显，脸上蜕皮好转，四肢肿胀消退，全身发冷状况减轻。第十天画大圈时，背部、手臂、大腿内侧发痒，颈部红疹多。

第一个疗程结束后，用两天时间采用揉、灸、贴巩固之前的调理效果。对全身施以揉术；香灸部位主要是至阳、大椎、命门、八髎、长强、神阙、足底；贴膏肩井、肝区、胆区、脾区、胃区、头部、下肢。施揉术时患者感觉背部板结、发硬现象有明显转变，香灸时神阙热感强，调理后全身轻松，心情大为好转。之后让患者回家休整了几天，调整好心情后开始第二个疗程的治疗。

第二疗程前七天画小圈时，全身发痒、冒凉气现象持续，至后几天时痒感减弱，发冷较频，时感骨缝里发冷。乳房、腋窝、大椎周围排黏液多，双脚踝、足底疼痛。画大圈的几天里，情绪波动较大，发痒、发凉、局部疼痛频发。此间辅以香灸以缓解患者不适感，增强调理效果。

调理结果：肌体发硬、寒凉现象缓解，关节肿胀消退，疼痛不适感减弱。

按：人体在夏季最容易受寒，因为夏季容易冷热变化大，如天气突然由热变凉、人接触室内空调的冷气及饮凉水、冷饮等，寒气在人体毛孔大开之际乘虚而入，使人肌肉僵硬，气凝血滞，形成疾患。本案圈疗法和揉、灸、贴交替进行，患者坚持调理了十余个疗程，身体整体状态得到全面改善。调理到中期第六个疗程时，患者体质改变明显，背部、四肢僵硬和局部瘀肿状态改善，深层的寒气排出来了，身上感觉轻松，睡眠和饮食逐步好转。香灸祛寒作用明显，患者自己描述：香灸时身上似有刀片割，把原来箍在身上那个"壳"揭开了，热气直达骨缝，身上呈现一种从未有过的通透感。这种感觉预示着患者体内深处的寒凉瘀积——也是患者多年受多种疾病困扰的根本原因——真正被撼动了。

急性尿路感染案

基本情况：阎某，女，68岁，西安人，2003年8月9日由家人陪护来圈疗中心求治。述自2002年6月以来多次出现尿急、尿频、尿痛，伴有肉眼血尿，经西医治疗，症状有所缓解。2003年8月再度出现小便频数短涩，滴沥刺痛，小腹拘急。其痛引至腰腹，尿色淡红，腰膝酸软，神疲乏力。

既往史：无药物过敏史。

诊断：急性尿路感染。医院化验单显示尿常规检出白细胞2～3个，尿潜血"++"，病人体征与检验结果相符。

调理方案：患者病势急猛，应为毒力较强的微生物造成的感染，病机为湿热毒邪蕴结于下焦，膀胱气化失司，水道不利。采用画圈法利水通淋，通腑泄热，导热下行。

调理过程：8月10日开始画调气圈，画第一遍时，颈部开

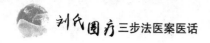

始发红，当天下午小便就不再出现血尿，疼痛亦缓解。一个疗程后，脖颈和肚脐周围出现些许小米粒大小的红疹子，小便时有烧灼感。

第二个疗程期间，小腿浮肿，走路腿发沉，此属正常清热排毒反应。3 天大圈画完后，患者感觉后背发热，很舒服，仍有困乏感。改画小圈 7 天后，小腿浮肿消退。

调理结果：经两个疗程画圈调理后，患者小便淋沥刺痛、小腹拘急现象消失。为巩固疗效，坚持画圈一百天，之后所有症状消失。

慢性咽炎案

基本情况：姚某，女，54 岁，汉族，家住西安市紫薇城市花园，2017 年 9 月 30 日来调理中心求治。述患慢性咽炎 5 年多，断续服药治疗未见好转，每年冬季咽痒加剧，干咳，嗓子痛，进食困难，睡眠不安。右眼眼底出血 20 余天。

既往史：血糖较高。

诊断：患者咽部黏膜有慢性炎症的病理改变，黏膜干燥、分泌减少。风热喉痹反复发作，余邪留滞不清，伤津耗液，使阴液亏损，咽喉失于濡养。患者视物不清，揉术触诊时面部刺痛难忍，右脸发胀。揉上肢和下肢时有痛点反应强，且呈右边重于左边趋势，右侧大腿外侧横索状结节明显。

调理方案：第一疗程采用揉、灸、贴三步法调理，第二疗程以圈疗为主，温补脾肾，清热利湿。

调理过程：揉术头、面部、右上肢、左下肢；香灸面部痛点及大椎、天突、承浆、印堂、百会；贴膏双目周边、耳朵前后、双小腿、足底；画圈腹、背及咽喉区域。

调理结果：第一疗程调理后，饮食、睡眠得以改善，眼底出血点明显收缩，视力有好转。第二疗程后，眼底出血点收缩减少至四分之一，感觉大脑轻松，眼睛出现许久没有的轻松感。圈疗后饮食、睡眠得到进一步改善，咽喉不再疼痛，咳嗽没有再犯，右侧眼睛阴影变小。

按：慢性咽炎是引起慢性咳嗽的一个主要病因。病人总觉得咽部有异物感，想去清理，实际上这个症状是瘢痕组织牵拉、刺激咽部的感觉神经导致的。咳嗽是一种常见症状，可见于西医所说的呼吸道感染、支气管炎、支气管扩张、肺结核及慢性咽炎等，病因病机多为外感邪气，胃寒水饮上逆，肺气不降。治疗原则不外乎宣肺利肺、温胃化饮、顺降胆胃。但咳嗽并非"千人一咳"，不同年龄、不同病症的人咳法不同，临床表现多样，治法也就各不相同，非仔细观察不能辨悟。在香灸时要注意辨证选穴，应用适当的灸法。

在这里，我给大家介绍一下几种常见的咳嗽症状。肺咳，咳时喘息有声，甚至咳出血；心咳，主要表现是喉咙有痰；肝咳，会出现两胁疼痛，需疏肝理气；胃咳，主要症状是咳时恶心，要温胃；肾咳，常见于六十以上老年人，咳嗽时会出现小便失禁。

调理治疗各类咳嗽，选穴多在肺经上，肺经左右两侧各11个穴位，经脉从胸走手，起于中府，止于少商，香灸这些穴位都能在一定程度上缓解咳嗽症状。症状较轻时，用刘氏揉术按揉、点压相关穴位，就能自己对付咳嗽。一是云门穴，即中线任脉旁开6寸，锁骨下缘处，当两手叉腰时，此处会有一个三角窝。云

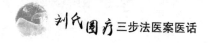

门穴止咳平喘效果很好，还可缓解肩臂痛麻、颈淋巴结炎症等。用力按压该穴至有酸痛感，持续三五分钟。二是中府穴，在云门下1寸处，它是治疗支气管炎及哮喘的要穴。若与后背肺俞穴同时点按，有即时止咳之效。

心悸、乏力、下肢水肿案

（圈疗中心在公众大讲堂分享的病案）

患者吴某，男，38岁，西安人，2018年7月9日来调理中心求治。自述感觉心前区不适，心悸，有心累的感觉，全身乏力，双腿水肿。

刘应凯先生亲自询问、诊断后，判断主要是体虚，下肢不通，重点调理下肢，然后亲自指导进行调理。揉术时发现患者肌肉紧张，主要表现为左腿内外两侧的筋特别硬，触之疼痛难忍，皮肤泛青。同时小腿肚有明显的紧张感，肌肉僵硬，手足冰凉。问题找出来之后，重点香灸下肢，主要是足底、三阴交、足三里等重要部位。贴膏主要贴患者的腰，下肢全贴。

第一次调理之后，患者反映双腿明显轻松，不那么沉重了，走路轻快有力，夜间休息时脚底有热流窜动的感觉。更重要的是，患者的睡眠得到了很好的改善，睡眠深且时间加长。

第二天患者继续调理时，感觉心慌的症状明显减轻，双腿紧张感减弱，肌肉松弛下来了，显然，调理收到了明显效果。之后，按照原定方案进行调理，其间根据患者病情变化情况对香灸的部位进行微调，主要还是对下肢进行调理。一个疗程之后，患者心慌的感觉大为减轻，左腿明显不再僵硬，肌肉松软，且感觉腿脚有力，身体整体状态明显改善。

腕管综合征案

基本情况：陈某，女，67岁，2018年3月21日来圈疗中心求治。述两年来右手腕麻木、不灵活，大拇指、食指、中指三个指头麻木疼痛感尤其明显，指掌不能正常捏握，对日常生活造成很大影响和困扰。

既往史：曾多处求治，口服药物，无手术史。

诊断：腕管综合征。右侧大鱼际处肌肉下陷，右手拇指、食指、中指和无名指桡侧麻木，太渊、经渠、列缺等穴位有麻木感、疼痛感。

调理方案：以揉、灸、贴刺激手指神经末梢，对局部神经和血管、肌肉进行三步法综合调理，疏通经络，行气活血，促进局部血液循环和神经传导功能。

调理结果：调理只用了一个疗程，前期以揉术、香灸为主；调理至第五次时，手指僵麻恢复正常，腕部疼痛感消失，大鱼际部位弹性增强，塌陷面积减小，肌肉恢复良好，此时辅以贴膏，实现三效叠加，巩固调理效果。经一个疗程的调理治疗，陈女士右手手指已经能够正常握拳、屈伸，腕部神经敏感度、灵活度基本恢复到正常状态。

按：腕管综合征是由于腕管内正中神经受压或损伤导致手指麻木、疼痛、活动受限的一种临床综合征。该病症多见于家务繁重的中年女性。此外，手部劳动强度大、腕部活动范围大的职业人群也易患此病。

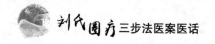

从中医的角度来讲，腕管综合征属于"伤筋"的范畴，刘氏三步法抓住了病根，采取有针对性的措施舒筋通络，促进局部血液循环，濡养筋骨，所以一个疗程即实现消除病痛、恢复腕管功能的目的。

乙肝乏力、腹胀案

基本情况：何某，男，41岁，河南郑州人，2017年9月11日来圈疗中心求治。述患遗传性乙型肝炎，一直在医治、服药中。近期全身乏力，腹胀，小腿困乏无力，食欲不振。

既往史：不详。

诊断：面色黄黑，腹胀拒按，舌苔焦黄。持有医院化验单，乙肝病毒检测阳性，持续3个月以上。

调理方案：采用"刘氏三步法＋圈疗"调理治疗，前期揉、灸、贴，后期圈疗。全身揉术，重点揉至阳、大椎、环跳、风市、委中、脚底；香灸至阳、大椎、命门、八髎、长强、神阙、气海、中脘、脚底；贴膏肝区、胆区、脾区、胃区、腰部、小腿。

调理过程：初次调理时，下肢和脚底感觉不到热量；第2次和第3次调理时，手心和头部有出汗现象，腹部和胸腔有微热感；第5次调理时，热量传到右侧大腿，小腿处冒凉风；第8次调理时，右腿和臀部有热感，下肢困乏减轻，睡眠有明显改善；最后两次调理时，热量有散开现象，腹股沟有刺痛，头部、手脚心有出汗现象，睡眠改善，食欲增强。

第二疗程进行圈疗。头两天画大圈时小腿内侧痒，两胁皮肤刺痛，颈部刺痛，下肢排凉风，颈椎、腰部发红，鼻子冒热气，耳朵溃烂，头顶冒热风。第三天到第七天，肩部、手臂、后背、腰部、颈部起红疹子，眼睛辣，流泪，面部有刺痛感，双眼肿，面部蜕皮，前胸、颈部有刺辣感，鼻腔内少量流血，小腿排风。第八天到第十天画小圈，眼睛消肿、变明亮，脚上冒凉气，小腿酸困感消失。

调理结果：两个疗程调理完成后，患者气血恢复良好，面色改善明显，乏力、腹胀消失，睡眠、饮食持续向好，化验指标明显好转。调理效果使患者对刘氏圈疗产生了浓厚兴趣，决定和妻子一起参加刘氏圈疗培训班学习。通过学习初步掌握了刘氏圈疗三步法操作技术，遂携刘氏圈疗制剂返家自医自疗。

按：这是一例典型的母婴垂直传播的病例，如果能早些发现其母亲患有乙型肝炎，在怀孕时进行免疫阻断，患者就不会通过母体感染乙肝病毒。目前，多数被乙肝病毒感染的人群以及普通大众对乙肝的认识仍匮乏和存在误解，防范意识淡薄。我国是乙肝疾病治疗的重点国家，近年来乙肝患病率呈现上升趋势，所以不仅是医疗机构要重视，广大群众也要努力提高乙肝筛查的公众意识。尤其是在婴儿出生时，乙肝感染筛查是很重要的。

中医中药通过辨证和辨病相结合的方法进行诊疗。患者整体湿热，肝郁气滞，刘氏圈疗用中医外治法清热解毒，疏肝健脾，以改善肝功能，减轻肝细胞炎症，修复肝组织病理损伤，达到阻止或缓解肝炎发展的目的。

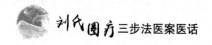

滑膜炎案

基本情况：王某，女，75岁，北京人，2019年3月10日在家人的陪护下来西安圈疗中心求治。述长期以来下肢浮肿，行走不便，还有带状疱疹引起头部右侧疼痛，夜不能眠，多次医治无果。后经家人和朋友介绍刘氏圈疗，特意前来求治。

既往史：有颈椎病史、子宫切除史，及多年白内障未治疗。

诊断：滑膜炎，退行性骨关节病，骨关节疼痛，下肢浮肿，有带状疱疹。

调理方案：因老人只能在西安临时调理三天，且病情甚重，急则治其标，以揉、灸、贴化瘀消炎止痛，一定程度上缓解病症。

调理过程：老人下肢浮肿，脚踝肿胀尤其严重，加之带状疱疹引起神经性疼痛影响睡眠，身体衰弱。揉术从下肢调理入手，缓揉细按下肢、脚踝、脚趾、关节等部位，充分疏瘀松堵；香灸膝关节、脚踝、脚面、脚底；膏药贴敷膝关节、小腿、脚踝、脚面。

调理结果：第一次调理就有明显的效果，肿如面包的脚踝肿消瘀退，显出了踝骨，下肢整体浮肿状态也大为改善。老人反映眼睛贴膏后感觉不再那么干涩，变得清亮舒服了。连续调理了三天之后，老人返回北京。还没等到中心回访，老人第二天就打来电话高兴地说："从昨天回到北京至现在膝盖还没疼过，腿肿、脚肿都消退了大半。神经疼的缓解让我昨晚睡了个好觉，十分感谢。"

按：老年性滑膜炎是一种常见的退行性骨关节疾病，通常是由于继发性关节炎引起，主要原因是软骨退变，骨质增生刺激骨关节，继发滑膜水肿、渗出和积液等。造成滑膜炎的原因主要为长期负重、间接性扭伤、手术损伤、剧烈活动或超强度训练、不正确习惯等造成关节退变，引起滑膜损伤、充血，产生大量积液。这些积液如果不及时清除，就会因炎症长期刺激，使滑膜增厚、纤维化，进而发生粘连，导致骨关节不能正常活动。

腰椎间盘突出案

基本情况：李某，女，50岁，2018年11月21日来圈疗中心求治。述腰椎间盘突出多年，近期因腰疼加重伴腰膝酸软无力入某院医治，效果不明显，听人介绍刘氏圈疗后抱着试试看的心理前来求治。

既往史：无手术史，无药物过敏史。

诊断：腰椎间盘突出症。

调理方案：三步法调理治疗。揉术疏松：小腿是人的"第二心脏"，遵循"腰疼委中求"的法则，揉术疏松以下肢为重点，从臀部开始，由上而下，依次对大腿内侧、血海、委中、小腿、脚踝及跖趾关节进行了疏松；香灸：主要针对命门、长强、神阙、涌泉等基本大穴；贴膏：主要贴敷小腿，其次是腰部。

调理结果：整个调理过程用了150分钟。调理前患者精神萎靡，以手扶腰，精神状况不佳。调理后腰疼缓解，气色转好。灸命门时其热传感可直达小腹，效果明显。患者对调理效果十分满意，表示自己抽出时间后会来圈疗调理中心认真治疗一个时期。

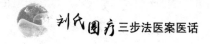

风寒感冒案

基本情况：惠某，女，42岁，汉族，2018年3月23日来圈疗中心咨询。述年初因受风寒感冒，经半个多月不间断打点滴、服西药，感冒症状有所好转，但四肢和颈部出现红色的血痣，并伴有失眠多梦，入睡困难，食欲不振，精神萎靡，困乏无力。

既往史：乳腺增生病史6年。

诊断：风寒感冒。面色蜡黄，舌苔薄白，足部干裂严重，指甲有爆裂现象。肝经瘀堵郁结，下焦寒湿。

调理方案：三步法调理一个疗程，根据病症再确定后期调理方案。揉术：全身按揉；香灸任脉和脊柱一条线，循经通脉；贴膏乳腺、肝区、胆区、脾区、胃区、腰部及小腿。

调理结果：因患者平时在家常使用梅花香灸进行基础保健，所以热传感好，初次调理即让患者感觉全身轻松。经3次调理后，排便顺畅，按时有饥饿感，食欲大增，睡眠转好。身上的血痣渐减，大部分呈干瘪收敛状，下肢沉僵感消失，感觉轻松。

第一阶段进行了7次调理，患者对调理结果十分满意，她说右侧的乳腺增生明显变软，食欲也好多了，晚上睡觉时上床就能睡着，直到早上7点左右自然醒，因此精神特别好，对下一步的调理满怀信心。

肝腹水案

基本情况：陈某，男，56岁，2018年4月19日来圈疗中心求治。述患肝腹水多年，近期加重，腹胀，腹痛，食欲不振，恶心，呕吐。

既往史： 十多年肝病史，且有脉管炎。

诊断： 全身黄疸，下肢浮肿，腹胀腹痛。肝腹水晚期。

调理方案： 三步法加圈疗。第一疗程三步法调理，揉后背、下肢、小腹；灸脊柱一条线、肝俞、肾俞、中脘；贴膏前胸、小腹、下肢。第二疗程画圈，大圈主要画前胸、后背、小腹、下肢。通过揉、灸、贴治其标，化湿利水，活血逐水，后以画圈进一步排毒化瘀，疏肝健脾温肾，促进免疫系统清除病毒，益气养阴治其本。

调理结果： 经两个疗程调理，患者黄疸消失，肝腹水消退，食欲好转，体能有所增强。

按： 这个医案体现了刘氏圈疗两个重要调理治疗思想：一是要给病灶找出路；二是脏腑同调，通过点、线、面解决瘀、滞、堵问题。腹水是肝硬化晚期的典型并发症，是一种比较复杂的疾病，难治愈，易反复，患者要时时关注病症发展，及时治疗。

胃寒案

基本情况： 张某，女，53岁，2018年8月2日来圈疗中心求治。述自己胃不好，寒凉反酸已有二十余年，食欲不振。多年来用了各种方法治疗，症状无明显改善。近来因天热不适加剧，不思饮食，头昏无力。

既往史： 持医院诊断书，胃病年久。

诊断： 神疲乏力，少气懒言，手足不温，舌淡苔白。触诊发现患者至阳穴和腹部疼痛感明显，腹部有明显结节且局部发凉。胃寒。

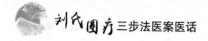

调理方案：三步法调理。揉督脉和任脉重点穴位；灸胃俞、肾俞等重点俞穴，温经助阳，祛寒化湿；贴膏背部、胃脘部、小腹。通过三步法叠加效应促进血液循环，驱散体内寒气，补脾养胃。

调理过程：由于患者体寒甚重，改为全身揉术，重点部位反复按揉。香灸持续 10 分钟后，前胸、腹部等部位才有明显的热传感。重灸至阳穴，振奋全身阳气以疏通经脉。灸任脉调节经脉气血，缓解经脉循行部位的相关症状，改善体能。

调理结果：经 5 次调理，患者胃寒反酸有所改善，胃疼频次减少，食欲见好。

头晕乏力、四肢酸软案

基本情况：李某，女，55 岁，退休职工，2018 年 9 月 5 日来圈疗中心求治。述自 6 月份以来，时常头晕乏力，站立不稳，行路如踩棉花。近一个月来病情加重，失眠厌食，头晕频次增加，四肢无力，不敢出门。

既往史：头晕服药，无手术史。

诊断：患者面色苍白，血压偏低。气虚血弱。

调理方案：三步法调理一个疗程。揉左上肢、肩井、双下肢；香灸上肢、头部、至阳、大椎；贴膏双臂、颈部、小腿部。

调理过程：揉术后患者反映头部明显感到轻松，双目清澈，灸时热传感明显，有扎刺的感觉。两次调理后，头晕减轻，饮食、睡眠情况有所改善。三次后调理后，患者述头晕基本消失，转头自如，可抬脚走路。

调理结果：经一个疗程调理后，患者头晕乏力状态彻底改善，脸色红润，体能增强，体质整体有较大改善，精神良好。

按：头晕是一种常见的头部疾患，也是临床常见的症状之一。表现为头昏、头胀、头重脚轻、脑内摇晃、眼花，或伴有疲倦乏力、四肢酸软等，常见于中老年人。

头晕可由多种原因引起，最常见于发热性疾病、高血压病、脑动脉硬化、颅脑外伤综合征等。此外，还可见于贫血、心律失常、心力衰竭、低血压、药物中毒、尿毒症、哮喘等。当然，很多时候出现头晕并没有明确的原因，但患者自身确实会感到明显的不适，有的还会伴有疲倦乏力、腰膝酸软等症。一般来说，偶尔发生头晕或因体位改变而出现头晕（比如长时间下蹲后站立时头晕眼花）不会有太大的问题，如果长时间头晕，可能是某些疾病的先兆，应予以重视，及时检查和调治。

脊柱疼痛案

基本情况：刘某，女，62岁，西安人，2018年9月10日来调理中心求治。述背部疼痛，双腿无力，行走时如在船上，迈步蹒跚。

既往史：做过心脏搭支架手术。

诊断：以至阳为中心点往上疼痛明显，脊背局部瘀堵。

调理方案：刘氏三步法调理一个疗程。揉术：以下肢腿部为主，考虑心脏有支架，在心俞施揉时应特别小心，可在后背至阳处轻揉；香灸：重灸、透灸至阳、八髎、命门还有长强；贴膏后背、前胸、肩井。

调理过程：初灸时热传导弱，延长温灸时间。第二次施灸热传感较明显，灸到命门和八髎的时候热感能传到大腿、膝盖，重

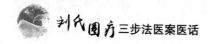

灸八髎时小腹热感明显。经两次调理后，患者感觉后背疼痛有所减轻，走路时腿脚有力。调理至第四次时，部分症状出现反复，按照动态调理的原则，局部调整了方法，香灸重点放在背部、脚踝，还有解溪、丘墟、涌泉这几个大穴。

调理结果：一个疗程之后，患者反映身子飘的感觉完全消失，饮食、睡眠转好，走路腿脚有力。各种症状缓解，脊背疼痛基本消失。

糖尿病足皮肤破溃案

基本情况：翟某，男，79，汉族，家住西安市北关正街，2018年5月10日来圈疗中心求治。自述因糖尿病，左足跟皮肤破溃10个月，于同年3月25日在西安某医院皮肤科行左侧足底植皮手术。

既往史：患高血压20年，冠心病10年，长期服用阿司匹林、波依定治疗；糖尿病史半年，注射胰岛素控制血糖。无传染病史，无药物过敏史。

诊断：糖尿病足。左侧脚底紫青，有瘀堵，足部僵硬，脚趾紫青，脚底脱皮，创伤面大，溃烂严重。

调理方案：局部清创，香灸，贴膏。控制创面溃疡。

调理过程：第一疗程以揉术、香灸为主，初灸时脖颈发红，后背发痒，全身发冷。

第二疗程采用揉、灸、贴扼制溃疡，局部清创，揉术下肢、脚踝。香灸膻中、脖子痛点、两侧腹股沟，贴膏肝区、胆区、脾区、胃区、臀部、小腿、腹股沟。下肢从紫青色变为红润，睡眠转好，饭量增加，精气神向好。

第三疗程调理方法大致相同，患者病况变化较大，去除膏药时，创面有渗液，创面四周明显压痛，以前植皮时所留针眼内排出异物，明显看到距针眼 0.5cm 处已有新生组织，有皮状物少量脱落，足底血液循环转好，食欲佳，睡眠好。

会诊分析，足部创面主要是由于糖尿病引起血糖过高，加之脾胃运化失常造成，可先调脾俞、胃俞、肾俞、八髎及腹股沟，以激活动脉的流通，灸膝关节、足三里后，微灸足部创面。因考虑到患者代谢慢，吸收药物慢，又为预防其脚部皮损，贴敷膏药延长为三天更换一次。

后几个疗程创伤面渐缩小，周围组织软化，尤其脚后跟创伤面后方、创伤面脚趾方向痛感强烈，灸时热感明显，灸后血液充盈。患者感觉良好，睡眠、饮食均好转。创面全部愈合，新生肌肉基本长成。

调理结果：经 9 个疗程的调理治疗，患者伤处结痂全部掉落，行路如常。

按：糖尿病足是由于患者长期受高血糖的影响，下肢血管壁增厚，血管硬化，弹性下降，血管内形成血栓，并集结成斑块，而造成下肢血管闭塞，肢端神经损伤，引起下肢组织病变。若不能及时控制血糖，糖代谢不能满足人体的生理需要，人体就会动用储存的脂肪来供给能量，大量脂肪代谢的产物会沉积在血管壁，加之糖尿病病人由于缺乏胰岛素，蛋白代谢会加快，生长素增加，免疫复合物增多，易造成微血管内皮损伤，引起微循环障碍，还会引起末梢神经功能障碍，肢端缺血严重时可发生坏死。同时，高血糖为细菌提供了良好的营养，容易引起感染，出现局部溃烂，本案就是典型的局部溃烂症。

糖尿病足临床表现可分为 0～5 级，1 级足表面有溃疡，但

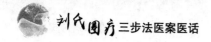

尚无感染；2 级有较深的溃疡，常合并软组织炎症；3 级有深度感染，伴有骨组织病变或脓肿；4 级在趾、足跟或前足背有局限性坏疽；5 级全足坏疽。如得不到及时治疗，病情会逐步加重，直至截肢致残，严重恶化者还会导致死亡。

此案患者的症状为 4 级，若不是及时医治，发展为 5 级全足坏疽就无法救治了。刘氏三步法调理治疗思路是将人体看作一个内外相联的有机整体，运用中医活血化瘀、祛腐生肌之法，遵循"给病灶找出路"的治疗原则，通过体表经络与俞穴、诸窍与脏腑的特定联系，局部应用中药以控制感染、促进创面愈合。通过香灸和贴膏促进溃烂组织溶解脱落，并刺激组织新生，使肉芽生长，细胞修复。

在这长达三个月的治疗过程中，圈疗中心的年轻技师们，无论谁当班，每天抱着烂得流脓的双脚，从没有人嫌脏嫌臭，每天细心地清除创面、脓液，然后一个脚趾一个脚趾一点点地按揉、香灸、贴膏。患者和他的家人把这些都看在眼里，心中十分感激。临离开圈疗中心时，老人激动地说："跑了那么多地方，受了那么多罪，最后是圈疗把我的脚治好了，真不知该怎么感谢你们！"

膝盖疼痛案

基本情况：刘某，男，79 岁，汉族，2017 年 4 月 25 日来调理中心求治。述右腿膝盖受损疼痛半年多，不能下蹲，膝盖红肿，有积液。之前在省医院治疗一段时间，症状无减轻。

既往史：患有冠心病、动脉硬化 30 余年，自行使用激光治疗仪，病情控制较好。近两年出现高血压，坚持服降压药，控制较好。

诊断：揉术触诊风市、委中疼痛明显，风市处筋发硬，委中处明显有结节，脚趾发凉。患者膝盖为运动型损伤。持有西安市第九医院检查报告，DR 检查报告示右膝关节退行性病变。

调理方案：揉、灸、贴三步调理，揉环跳、风市、委中、承山、脚部；灸膝关节疼痛处及委中、承山、涌泉；贴膏膝关节、小腿。

调理结果：用三步法调理了三个疗程。第一个疗程：膝盖外侧肿胀渐消，疼痛减轻。第二疗程：走路状态恢复，上下楼梯疼痛明显减轻，患者感觉甚好。第三疗程：肿胀状态完全消失，双腿不再发沉，可自然下垂，步行自如。患者心情良好，精神大振，食欲、睡眠皆好转。

按：膝盖疼痛是中老年人常见的疾病，常有膝关节肿胀、退化，病人下蹲变得困难，久坐或行走时前膝疼痛。其病因一般为韧带或肌肉组织疲劳受损，引起滑膜肿胀、肥厚和关节积液。治疗方法就是消除局部共振障碍，让细胞恢复正常。

乙肝肝区疼痛案

基本情况：党某，男，41 岁，河南郑州人，2017 年 12 月 1 日来调理中心求治。述近几个月来肝区疼痛，恶心腹胀，全身乏力，厌油腻，腿困乏，饮食渐少。其母为乙型肝炎患者，患者本人初中时化验为"小三阳"。2009 年行阑尾炎切除术时，检查呈乙肝"小三阳"。

既往史：既往有感染史。无药物过敏史。

诊断：乙型肝炎。揉术触诊至阳有痛感，阳性反应明显，大椎有明显包块，酸痛感明显，头部两侧提拉结节明显，腹部触之硬，胀痛感明显，环跳按压阳性反应，有酸胀感、麻感传至大腿外侧，风市穴有明显筋结，委中胀感可放射至脚踝。

调理方案：第一疗程采用揉、灸、贴三步法调理，第二疗程采用"三步法＋圈疗"，健脾除湿，拔毒消炎，逐步清除体内湿热毒邪，阻断乙肝病毒的持续感染，抑制病毒蔓延，改善肝脏循环，恢复肝功能。

调理过程：揉术至阳、大椎、环跳、风市、委中、足底；香灸至阳、命门、大椎、长强、八髎、足底、神阙、气海、中脘；贴膏肝区、胆区、脾区、胃区、腰部、小腿。初调时热只传至腹部，下肢无热量。经数次调理后，小腿开始排风，大腿出汗，头部、手心皆出汗，热量至胸、脘、腹，臀部有热至。最终腹部热量开散，下肢温热。后几天热传感强，灸左侧小腹疼痛，热传感可从肩井排出，全身出汗，感觉肝区疼痛缓解，腹部松软，腹胀较前减轻，食欲好转。

第二疗程采用画圈调理。头几天画圈时，上肢发痒，小腿内侧痒，两胁皮肤出现创面刺痛、发红，下肢排风，面部口周、眼周刺痛，粘药多，睡眠差，耳朵发热。后几天画圈时，刺痛感消失，出现全身冒冷气，脸部红肿，腹部肠鸣音活跃，排气，伴轻微腹痛，每日排便次数增多至 3～4 次，色黄成形，量中等。后几天里，刺痛、溃烂部位创面渐收敛，尿量增多，肠鸣音活跃，排气增多，腹部变软，腹围缩小，肝区疼痛逐步消失。

调理结果：经两个疗程揉、灸、贴和圈疗调理，腹部热量开散，反胃症状彻底扭转，腹部、腰部创面愈合。肝区疼痛感大为减轻，腹胀减轻，腹围缩小，腹部轻软，睡眠转好，饮食增加，精神状态有很大改善，双腿行之有力，全身乏力感明显减轻。

痛风案

（刘氏圈疗技师在公众大讲堂分享的案例）

本次公众大讲堂讲课人是刘氏圈疗资深技师，她分享的是自己在深圳加盟店进行技术指导期间，使用刘氏三步法调理的一个中老年重度痛风案例。

曾先生，男，52岁，深圳人。1997年因车祸，脾脏全切，左腿小腿骨折。刚做完手术时，曾先生全身浮肿，在医院躺了三个月。之后勉强能下地行走，经多家医院医治未能治愈。

据曾先生讲述，大概在2000年初，他无意间感觉大脚趾有隐隐的刺痛感。当时并未在意，过了几天，刺痛感加重，并慢慢向上蔓延，膝盖处出现浮肿。起初，他还能勉强忍受，后来疼痛感越来越重。奇怪的是，过了一段时间，疼痛感又慢慢消除了。但好景不长，刺痛感再次来袭，并且逐渐加重，腿部和脚部浮肿，连行走都变得十分困难。

在此期间，曾先生去医院开过许多止痛药，吃了很长时间，但只能当时缓解症状，不能完全控制和根治。随后，曾先生在家人的陪同下去医院检查，结果显示是痛风。曾先生又赴香港医院治疗，买回了一堆专门治疗痛风的进口药。然而，吃过之后也只是缓解疼痛，治标不治本，无法彻底治愈。

曾先生说，他用针灸治疗过，理疗也尝试过，各种治疗疑难杂症的方子、方法用过好多，痛苦受了不少，但是病情没有根本性的变化，也没有明显的好转。几经周折，曾先生在朋友的介绍下来到刘氏圈疗深圳旗舰店求治。当时正值我在该店进行技术

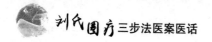

指导，店里的香疗师见曾先生病情比较复杂，就请我过去指导调治。

首先，我采用刘氏揉术疏松其全身，同时寻找痛点，也就是所谓阿是穴。当揉到委阳穴和委中穴的时候，曾先生疼痛难忍，手心和脚心冒凉汗，我能明显感觉到此处有瘀块，用手拨动的时候很硬。

找到阿是穴后开始香灸。香灸的重点部位是腿部和脚部的阿是穴，然后是全身重要穴位至阳、命门、长强、委中、涌泉、神阙。香灸时，膝眼处有非常强烈的刺痛感，就像刀割一般，患者疼得直冒汗。

香灸完成之后贴膏。贴膏部位主要是脚部病灶处、整个脊柱、腰部、肝区、胆区、脾区、胃区以及双侧膝盖处和整个小腿。大面积的贴膏才能保证全面活血化瘀，激活细胞，拔毒排毒。

按这个方案连续调理了一个疗程之后，效果非常明显，患者腿部和脚部的疼痛感基本消除，浮肿完全消除，走路也方便多了。以前由于行走不便，走起路来一瘸一拐，朋友们因此给他起了一个绰号叫"拐子"。现在，大家都跟曾先生开玩笑说："'拐子'不拐了。"

我在深圳的半个多月里，曾先生的调理一直在继续。他的情况也是越来越好，不仅行走日趋正常，原先干结的大便也变得通畅了。曾先生表示，刚开始调理的几天，他大便时有刺鼻的臭味，大便颜色墨绿，小便的颜色也很黄。但是大概三四天之后，他的大小便都逐渐转为正常。现在基本上每天大便一次，很规律，还经常放屁，这是十多年来没有过的。曾先生说，他消化好了，胃口好了，饭量有所增加，走路也更有劲儿了。

三个疗程之后，曾先生不仅腿脚不痛、走路正常了，睡眠质量也明显改善。以前晚上经常睡不好，睡得很浅，稍微有点风吹草动就被惊醒了，一晚上也就能睡四五个小时，还老做梦。现在睡得比较踏实，做梦少了，睡眠时间也比原先延长，早上醒来后感觉精力很充沛，精神状态很好。总之，现在感觉整个人身心都舒畅了。

刚来调理时，曾先生的脸部有一个鸡蛋大小的囊肿，我给其脸部囊肿处贴敷了刘氏膏药。第二天，曾先生表示，脸部贴膏药处有刺痛感，并且有些发痒，还起了一些小红疹，但是感觉暖暖的，很舒服。经过十多天的贴膏调理，脸部的囊肿有明显的改善，而且脸上的皮肤也变好了。

身边的邻居和朋友看曾先生现在不仅走路恢复正常，就连皮肤和气色也比以前好多了，问他这是吃了什么灵丹妙药，曾先生笑言：“我啥药也没吃，吃的还是家常便饭，是我遇上刘氏圈疗这个好疗法了。”

按：传统中医将痛风归属“痹病”范畴，外邪侵袭、脾胃虚弱、饮食不节是主要病因。通常因湿热之邪或寒湿之邪化热闭阻经络关节而致病；也有因脾胃虚弱，运化失司，湿浊内生，日久化热，流注经脉为病；还有因饮食无节损伤脾胃，脾虚生湿化热，湿热之邪痹阻脉络而为病。常见症状为两目干涩，关节疼痛或变形、出现结节，手足心热，口干喜饮，低热盗汗，大便干结，小便短赤，或有尿血，舌红，苔薄黄燥。其病因为久病伤津，阴液匮乏，不能滋养肝肾，加之邪居筋骨而致。中医调理治疗要以补肝益肾、活血清利为主。本例病案中香灸和贴膏使用得当，收到了良好的祛风通络、散寒除湿效果，因而疗效明显。

乳腺增生案

（圈疗中心在公众大讲堂分享的病案）

2018 年 9 月，一位贺姓女士来到调理中心，她本来是陪父亲来找刘氏圈疗求治的，看到有乳腺增生患者正在调理中，便要求给自己调理治疗。自述患乳腺增生已经有七年多，近期因家庭矛盾生气，情志不和，导致乳房两侧疼痛严重，服药后也没有缓解，内心十分紧张，担心有什么恶性病变。中心妇科专家为其做了诊断，发现是双侧乳腺增生，痛感十分明显。决定采用三步法进行一个疗程的调理治疗，并由妇科专家专门进行心理辅导调理情志。

38 岁的贺女士育有一儿一女，乳腺增生已有七八年的历史，平时口服一些治疗乳腺增生的药物控制，并无大碍，这次是因情志波动使症状加重。由于精神高度紧张影响睡眠，导致食欲下降，心情紧张，萎靡不振。妇科专家一面对其进行心理辅导，一面进行全身揉术，然后对乳房局部的痛点施灸，在前胸和后背贴膏。

第一次调理过后，患者觉得疼痛明显减轻。第二次、第三次按照相同的方法进行调治，第四次增加了对乳晕以及乳晕周围的调治。一个疗程完成后，患者感觉睡眠好转，疼痛明显缓解。这固然是刘氏三步法调理乳腺增生效果明显，心理疏导也功不可没。妇科专家在心理疏导过程中，不但给贺女士讲述了情志对病情的影响，还对乳腺增生常见的诱发因素以及饮食方面进行指导。通过心理疏导，贺女士对疾病有了一个正确的认知，对诱发因素有了一个正确的了解，心情开朗了不少。因此，仅一个疗程便取得了较好的治疗效果。

当贺女士陪着调理治疗好的父亲离开圈疗中心时，对圈疗中心十分感激，说本是陪父亲来调理的，没想到捎带着把自己的病也给治好了，刘氏圈疗真是个简便有效的好疗法！

按：乳腺增生是女性常见疾病之一，也就是乳腺上皮增生，俗称为小叶增生，是一种既非炎症又非肿瘤的病变，是以乳腺小叶中端和末端的扩张增生改变为主要病理表现的一个疾病。该病在临床上有以下几个特征：首先，具有周期性，为其突出特点，常发生或加重于月经前期，月经过去后疼痛明显减轻或者消失。其次，本病在各年龄段均可发生，但是多发于25岁到45岁之间的年轻女性。还有一个特征，肿块常为多发性，可见于一侧，也可见于双侧。另外，可局限于乳房的一部分，也可分散于整个乳房。肿块多呈结节状，大小不一，与皮肤和深层组织间无粘连，并可推动。

提到乳腺增生，很多女性都感到特别紧张、担心，很多人误认为它是乳腺癌的一个前兆。其实呢，乳腺增生仅仅是由于女性的内分泌失调，也就是说雌激素相对增高，或孕激素降低所造成的乳腺结构紊乱。所以别担心，它不一定会转变成乳腺癌。而且绝大多数乳腺增生的患者在其绝经以后或可自愈，并不是得了乳腺增生就一定会转变成乳腺癌。不要因为得了乳腺增生症而过度紧张，精神过度紧张会使乳腺增生症加重，乳房疼痛会更加明显。

面部脂肪瘤案

基本情况：邱某，女，65岁，汉族，现住西安市东关南街，

2017 年 11 月 21 日来圈疗中心求治。述 9 年前脸颊出现一黑色疣状物，家人用手挤压后出现包块，无疼痛。之后多年没有明显不适感，一直没有检查治疗过。近日包块突然增大，灸后破溃，流出黄色恶臭液体。

既往史：无传染病史，无手术创伤史。

诊断：脂肪瘤，破溃流脓。

调理方案：采用香灸、贴膏调理，消炎祛火，拔毒生肌。

调理过程：香灸脸部包块周围；贴膏：贴敷包块，创面留孔。第一疗程头三天，包块很快变软，红肿消退。接着包块顶端出黄水疱，患者感觉包块里痒不可耐。后几天里，包块水疱破溃结痂，缩小变软，渐有新肌肉组织长出。

第二疗程调理方法不变，结痂全面脱落，露出一个状如漏斗的窟窿，洞口有白色黏液。灸后挤出黏稠脓块，用双氧水（过氧化氢）清理创口后贴膏。红肿渐退，创口收敛，渐干涩，坏死皮脱落，渐干爽，新肉长出。

调理结果：仅两个疗程调理，脂肪瘤痊愈。面孔皮肤恢复常色，整个过程没有继发感染、产生炎症。

第三章

传承与推广

第一节　三步法使用旨要

三步法的核心中草药制剂与技法

大家知道，刘氏三步法是在刘氏圈疗的基础上提炼创新而成。刘氏圈疗外治体系包含了圈疗、揉术疏松、梅花香灸、贴膏、腾疗、抻筋拔骨操等多种技法，这些技法都是刘氏独有的，是刘氏家族几代医匠苦心钻研积累的成果。经百余年临床验证，在调理治疗慢性病、疑难杂症，尤其是治疗肿瘤、妇科病方面声誉极广。而刘氏三步法把刘氏圈疗外治技法的精华完美配伍组合，把每一步独立的功能与疗效综合叠加在一起，构成了刘氏三步法的特殊功效。

刘氏三步法的相关操作技法，我已在几本专著和培训教材里做了完整的阐述，这里为大家简单介绍一下刘氏圈疗三步法所使用的几种核心中草药制剂。

圈疗的核心是"圈液"，是刘氏圈疗独有的圈疗专用中草药制剂，是甄选若干种名贵中草药配制而成，药力渗透性强，透皮吸收效果好，形成自然渗透和药物气化渗透效应，通过毛孔透入，将脏腑潜伏的病邪和菌毒提出皮表，把体内的风、寒、湿、热等邪气从毛孔排出。具有活血化瘀、软坚散结、祛邪扶正、升清降浊及修复五脏机能之功能。

刘氏梅花香以前叫作"梅花消瘤香"，是先父刘俊岑在七十年代就开始研制的第二代艾灸制剂，用天然中草药配伍制成梅花形条棒，通过在体表穴位熏灸烧灼，发挥温热助阳作用。这种新型梅花香能顺利贯通全身经脉，并有止痛的速效。2000年7月，中华高新知识产权组委会授予梅花消瘤香中华名医高新科研成果金奖。

刘氏药膏源自清代名医"外治之宗"吴尚先，历经刘氏百年沿袭传承，由先父刘俊岑进一步创新融合，甄选纯天然中草药，用传统方法炮制，煎熬一周成膏。此膏化瘀消炎止痛效果尤其显著，主治肌肉粘连和结节，以局部有效的松解达到对整体系统的调节。

线绳牵引式排毒丸剂是先父在祖上研发的"清宫丸"的基础上，结合多年临床经验，针对现代女性关注的美容养颜、卵巢保养、缩阴收宫、乳房保健等热点问题，以线绳牵引式排毒法为依据而制成的纯中药制剂。它巧妙地解决了生殖系统毒素难以自动排除的难题，经数十年临床验证和千百万使用者反馈，对多种妇科隐患有特殊疗效。

腾包热敷，是先父继梅花香、线绳牵引式排毒丸剂之后的又一重要发明。腾包由艾叶、蛇床子、菟丝子、红花等纯天然中草药组成，经过精挑细选，粉碎组合、特制加工而成药包，上笼蒸半小时后敷在小腹上，通过皮肤渗透吸收，使药物有效成分渗入体内，激发经络之气，调理气血，促进内分泌平衡，达到治疗男科、妇科疾病的目的。

就技法而言，刘氏三步法集合了刘氏圈疗核心技法，是刘氏家传绝学的结晶。这里先介绍一下刘氏三步法的根基——刘氏圈疗之核心技法——画圈。

圈疗，就是用中药液在病区画圈治病，画圈时区分内圈用药和外圈用药，用毛刷将药液以画圈形式涂于体表，先画外圈定位，后画内圈剿病，起到内圈攻伐、外圈包剿之效，最终将病灶彻底围剿。画圈方向为顺时针，内圈留有药气孔，画圈次数依病情及病灶情况灵活变化。在中医外科"箍"法的思想基础上，先父把圈疗提升到一个新的理论高度，并把它划分为三个层次——外层固护正气，中间对症治疗，最内排除邪气——最终达到扶正祛邪、行气活血、祛寒止痛、化瘀消肿的目的。五圈涂药法一围、二聚、三截、四剿、五灭，层层包围，一举歼灭，以达治疗癌瘤和疑难杂症之目的。

刘氏三步法之所以能够应对各种慢性病、疑难杂症，一方面得益于三步法的核心理念抓住了慢性病的病因病机，应用传统中医调理经脉、贯通气血的经典理论，以揉术疏松、香灸调理、膏药贴敷，发挥融合效应，激发叠加功效，强力软坚散结、化瘀活血；另一方面是由于三步法的灵活性、可变性以及防病治病的全面性，三步法包含揉、灸、贴三步基本手法，还有"三步法＋圈疗""三步法＋腾疗""三步法＋线绳牵引式排毒丸剂""三步法＋抻筋拔骨操"等，既可单独使用，又可依据不同症状灵活配伍组合，辨证施治，个体个疗。

三步法临证注意事项

（答学员问）

全国各地的学员在应用刘氏圈疗实践中经常会遇到一些技术

层面的问题，有临证方面的疑惑，有操作技术上的问题，大家会通过公众微信号或公益大讲堂向总部技师提问，都能很快得到指导解决问题。这里把大家常常遇到的一些共性的问题集中答复，以便大家参照使用。

深圳学员问："临证中遇到淋巴结肿大和淋巴结结核病症，请问用梅花香配合贴膏怎么调理治疗？希望给予详细指导。"

答：淋巴结肿大多数都是暂时性的，因为淋巴结对人体来说是一个预警器，当人体局部淋巴结肿大的时候说明人体的某部位有问题了。比如说，下颌淋巴结肿大，可能会出现牙疼、牙床发炎等；腋下淋巴结肿大，反映出我们肝血不足或者乳腺有问题；如果妇女腹股沟淋巴结肿大，可能是有妇科问题了。对于这些单纯性、暂时性局部的淋巴结肿大，用梅花香灸局部，远距离温灸加以贴膏药，见效非常快。淋巴结结核则是一个相对复杂的问题，关系到全身性疾病，需要由高级调理师全面诊断后制订方案。

贵州学员问："有病人某一节腰椎疼痛，白天轻微，夜晚加重，无法平躺，这种情况怎么施灸？"

答：显然，这个病人是腰椎有问题，无论是哪一节，都说明他整个腰椎的气血循环出现了问题。大家知道，肾主骨主髓，这种情况是肾气比较虚或者肾阳虚的一种反映；另外一种可能是腰部肌肉、膀胱经的肌肉僵硬，这种情况也会出现腰椎疼痛。为啥白天轻？因为白天人在活动过程中，阳气比较充足，气血循环较好，疼痛就会减轻，夜间阳气退，阴气上，寒气比较重，就容易发作，这就是很多疾病都是在晚上加重的原因。这种情况在调理时首先要补肾阳，如果是女性的话用"女腾包热敷"，是男性则用"男腾包热敷"。调理中可先用梅花香灸通经络止痛，止痛以后用腾药热敷，培元固本，再贴膏药来稳固疗效，这样就能达到很好的效果。

新疆学员问："所有的病都要灸督脉（后背）上的大椎、肺俞、至阳、命门、八髎吗？"

答：学员提这个问题是因为大家在应用三步法调理时常常要灸大椎、肺俞、至阳、命门、八髎这几个穴位。因为大椎、肺俞、至阳、命门、八髎这几个穴位在人体后背，有很好的助阳作用，所以经常要在这几个穴位处施灸。但也要因人、因病而异，比如说对于一些骨关节系统的疾病，或者在患者身体素质比较好的情况下，都不必灸这些穴位。如果患者有心慌、心悸，有心血管方面疾病，则可以不灸大椎，但要灸补充阳气的至阳，至阳能提升人体的阳气，按揉之后灸至阳就可以了，其他地方就可以不灸。如果这种情况下还灸其他助阳的穴位，会让火气上行，导致失眠。对这几个重点穴位要灵活把握，比如说八髎穴。当你调理一个高血压病人，比较肥胖，经常出现头晕，在下焦瘀堵得很厉害的情况下，就不能去灸大椎、肺俞和至阳穴了，选穴重点应该是八髎。总的来说这几个穴位都有很好的助阳作用，针对不同的疾病，要善于选取不同的穴位，不是说对每一个病人都按照固定的方式施灸。

西安学员问："保健香灸应怎样施灸？灸哪些穴位，灸的时间控制和频率有哪些技术要求？还有很多女性宫寒较重，这种情况该如何灸？"

答：梅花香灸的保健作用已经过多年的验证，保健效果是非常好的。曾经有很多学员问梅花香灸与普通艾灸的区别是什么？可以说一般的艾条只是用艾叶制成，有祛寒温通作用，而刘氏梅花香是用刘氏家传秘方 18 种中药组成，药力、温热力、透皮吸收力都高于普通艾灸，功效可达脏腑，所以不仅是治疗效果好，通过温灸也能达到很好的保健作用。比如灸神阙穴，和神阙相对应的命门穴就是一个很好的保健穴。若脾胃气血亏虚，可以灸足三里、涌泉等，都可以达到一定的保健作用。保健香灸一般都使用立体螺旋手法，速度不要太快，频率要慢，大概每分钟 16 次为宜。

施灸时要注意这样两点：血压过高的患者，应该在血压较平稳或者服药后血压接近正常时再行施灸；心功能不全、出血未愈的患者不建议施灸。还有关于宫寒者如何香灸的问题，宫寒是女性的常见的一种病证，相对来说是比较好调的，效果很明显。因为调理宫寒不仅依靠梅花香灸的功效，刘氏圈疗还有一个黄金搭档，就是很多人使用过的"女腾包热敷"和线绳牵引式排毒丸剂药丸，它们是调理宫寒的特效药。

青岛学员问："咽喉有息肉，不知道通过贴膏和香灸是否能解决？"

答：咽喉为肺所主，长息肉说明气血很虚。大家知道，一个人属于阳性体质或者热性体质时，容易长疖子，这种情况用三步法调理很容易，香灸和膏药，都有很好的软坚散结作用。而对于内在的息肉，包括宫颈息肉、喉息肉、胆囊息肉等，还有内在的囊肿和肌瘤，比如说肝囊肿、肾囊肿、子宫肌瘤，调理起来就要麻烦一些，因为这些病症都是身体气血亏虚的反应，首先需要把人的气血调理好。

当一个人处于气血亏虚的状态时，机体会产生一种自救功能，所以体内就会长这些东西。这种情况大家都很熟悉，有家人或朋友长了肌瘤或者囊肿，到医院做手术割掉，不久之后复发，再去医院做手术或是化疗，身体的全面崩溃就开始了。这是因为这种摘除法治标不治本。"本"在哪里？"本"就是脏腑气血亏虚的问题。喉部反射的是肺区，而肺在人体胸腔最上部，叫作"华盖"，肺区虚弱是因下面的脏腑都属于虚亏状态。这种情况要着眼于全身的调节，疏通体内的瘀、滞、堵，使人体气血运行逐渐恢复，身体达到平衡状态，再通过局部梅花香灸、贴敷膏药，才能达到一定的效果。贴敷膏药时要注意贴敷部位的相互对应，既要贴敷咽喉息肉的外在反射区，也要贴敷相对应的后面的大椎这个区，形成一个阴阳对应的关系。

湛江学员问："肚子上有脂肪瘤，医生已确诊为良性的。这个怎么灸？灸哪里？膏药怎么贴？"

答：脂肪瘤是一种脾胃虚和小肠吸收功能不好导致的脂肪堆积现象。通常分为泛型和局限型的。泛型的大家见过的病例很多，有的人身上布满了脂肪瘤，大的有拳头那么大，小的像小指头尖那么大。有后背、腹部长的，有手臂上、腿上长的。如果这个患者是属于局限型的，说明他的脾胃功能损伤还不太厉害，可以用梅花香灸脾俞、胃俞、中脘、神阙、足三里和跟脾胃有关的一些穴位，然后呢，再灸脂肪瘤的局部。灸脂肪瘤时要离瘤体远一点，范围要大一点。多数瘤块起初是由气滞产生血瘀，最后才渐渐形成瘤块。气滞初期，经脉气血流通相对来说还是比较顺畅的，堵的时间越长，通道就越狭窄，所以要先疏通它周边的气血。周边的气血疏通以后，再温灸脂肪瘤的局部，这时会明显地看到脂肪瘤由原来比较隆起的状态，慢慢塌下去，范围会增大，同时也会变得越来越软，第一次香灸就会有这样的效果。所以要大范围温灸，灸完以后再贴刘氏药膏，康复过程会很快。

以上是局限性脂肪瘤的调理旨要，对于那种泛型的，全身都长瘤的病症，就要采用圈、灸、贴的调理方法了，因为这种症状的病人脾胃消化功能出现了严重的障碍，需要进行综合调理。

遵义学员问："风湿关节炎，手指关节疼痛且变形，这种情况怎么灸？灸哪里？膏药怎么贴？"

答：根据学员所描述的状态来看，应该是类风湿性关节炎，一般风湿的话不会出现严重的骨关节的变形。无论是风湿性关节炎还是类风湿性关节炎，主要还是身体里寒湿过重，瘀堵比较厉害。调理过程中要注重整体调理，采用圈、灸、贴配伍组合的方式，五脏同调，疏通脾胃。膏药要贴整个肝区、脾区、胃区、肾区，对肿胀关节做局部调理，缓解症状。

贴敷膏药时要注意，在方便的情况下，对关节的疼痛区也进行贴敷，起到直接给药的作用。风湿性关节炎、类风湿性关节炎，相对来说是比较复杂的病，属于脏腑型的疾病。调理过程中常常运用圈、灸、贴配伍组合的方式，调理后关节完全恢复正常的可能性非常小，但能一定程度上缓解患者的症状，使病情得以控制。

新疆学员问："30岁到40岁之间的青年男性，因长期工作压力过大造成严重失眠，晚上几乎不能入睡，而且头发变白，掉落严重，对于这样的患者应该怎样给予调理？"

答：出现严重失眠的患者，是心血虚、肾气亏虚的一种表现。心血不足，首先人精神是恍惚的；爱胡思乱想，这是肾气虚亏的表现。从外表判断，肾气虚亏者常常是脸色发黑，牙齿容易松动，白头发增多。还有就是常有恐慌感，肾主恐嘛。当代社会人的生活、工作压力大，思虑多，长期耗伤肾气后，肾气达不到心脏，就会出现严重的失眠，所以要调心、脾胃、肾。调理严重失眠者，尤其像上述这种严重的心肾不交者，不仅要调心血，还要注意补肾脏。还有，这类患者掉发严重，调理过程中要注意补肾，肾主毛发，这个时候刘氏圈疗的"男性腾包热敷"就该登场了。对于病程比较长的患者，在调理中期就要同时使用两包腾包热敷，身前的用来补充元气，后背的补充他的肾气，双管齐下。腾疗之后贴膏，贴膏时要注意，长期的失眠会导致虚火上眼，眼睛会发红，所以还要想到引血下行，这时候，要贴小腿，膏药贴小腿既可引血下行，又可以助眠，起到很好的作用。同时，在调理这类患者时，还要注意心理疏导，让患者一定要放松，让心情愉悦一些，能够起到助眠的作用。

广州学员问："我母亲患有高血压（吃降压药也还高）和痔疮（外痔），发作时该怎样选穴？我的疑惑是按常规选穴做香灸，灸了脚底的穴位，影响调理痔疮效果，不灸脚底的穴位血压又会高。痔疮是要提气，而高血压需要把气血往下引，这是个难题，该怎样选穴香灸才能兼顾呢？"

答：这种纠结可能学员们常常遇到，其实治病和我们做事是一样的，当两件事难以兼顾的时候，首先要考虑分出轻重，重要的问题解决好，小问题就会迎刃而解。就这个问题而言，你母亲的高血压重要，因为老年高血压动脉硬化，有潜在的危险性。在她服药之后血压都降不下来的情况下，首先要促进她的血液循环，慢慢地血液循环改善了，高血压才会有所缓解。所以，这种情况下毫无疑问先调高血压，再调理治疗痔疮。

调理高血压的过程中，刚开始不宜使用香灸，而宜用揉术。揉哪些地方呢，主要是上下肢，以指端、脚趾末梢为重点，对指头和脚趾逐一疏松。揉的过程中一定要把那个痛点找到，揉到患者发汗、有痛感，这是一个驱寒、促进气血循环的过程，出汗过后气血平复下来，血压就会下降的。经数次揉术调理，病人血压

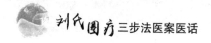

逐步恢复正常后，再考虑用梅花香灸或者用腾药去调理。

北京学员问："为什么做圈疗时常常从腿上开始呢？"

答：学员们可能都看到过，资深调理师们在调理治疗很多慢性病时，常常是先在小腿上画圈，然后再行贴膏，这是什么原因？这里从两个层面上解答。

首先，小腿是人体的"第二心脏"。当人体的气血循环差的时候，血气到达不了末梢，人便会感觉腿部发沉，时间长了会出现骨关节和心脑血管的疾病。其次，腿部尤其是小腿像嘴巴一样可以"吃药"。因为全身皮肤中，耳后和背部的皮肤最薄，小腿排第三，但小腿的面积最大，血管更多，更适合于透皮吸收。所以在做圈疗时，很多病症都是要先从小腿调理，为的是引血下行，让血能很快达到末梢。

经络触诊要领

中医外治常用触诊的方法探寻疾病，应用刘氏圈疗的技师们也常常要用触诊法来判断疾病。圈疗外治的触诊主要是两个方面，一是对外显病灶如肿瘤、结节等进行触诊；另外一个重要的方面就是通过经络触诊判断病情，依靠指腹的感觉察知经络和穴位的异常反应。经络触诊简便易行，是刘氏三步法揉术和香灸临床中的重要技法。

应广大学员的要求，我在这里把前人总结的经络触诊要领给大家做个介绍。

触诊方法：循经触摸，体表见热、肿、弹性强、压痛显著、皮下硬结等，可知为经气实；体表温度低下，无弹性，按之酸麻不痛、陷下，可知为经气虚。触摸时，见有硬结、压痛，反应敏感，此点即为病穴。压痛强烈，多属实证；压感轻松，多属虚证。通过触摸找准病穴有助于明确诊断，香灸病穴可获良效。

触诊顺序：自背俞穴始，依次对募穴、原穴、络穴、特诊点、过敏点和过敏带等进行触诊，对可疑病症要详细触诊。

十二经病的触诊要点：

肺经：肺俞、中府、孔最、膏肓、尺泽。

肺经实热时，第 1～3 胸椎旁开 0.5 寸处有压痛，滑肉门和大巨亦有压痛。肺经经气不畅时，膻中有压痛。肺经虚寒时，风门和大杼有酸沉感。咯血或便血：孔最有压痛，或压时有酸沉感。肺经经气虚衰时，膏肓呈高肿或有弹性，皮温低下。

大肠经：大肠俞、天枢、温溜、曲池、合谷。

大肠经实热，或有大便排泄障碍时，曲池、肺俞、天枢、骑竹马有压痛。大肠经经气郁滞时，大巨有压痛。肠炎时，手三里、上巨虚、天枢压痛明显，皮温高于邻穴。慢性肠炎时，皮温低下，触有快感。

胃经：胃俞、中脘、梁丘、足三里、丰隆。

胃经有实热：中脘、梁丘有压痛。胃酸过多：巨阙、不容有压痛。胃经虚寒：按压中脘、足三里有舒服感。胃溃疡：胃俞与其外侧有过敏点，按压臀端时，压痛可放散至膝以下。胃痛剧烈：天宗有明显压痛，按之可止胃痛。

脾经：脾俞、章门、地机、大包。

消化不良或脾运化失常时，脾俞、章门、大包均有压痛。血行失和：脾俞紧绷或有压痛。脾热、脾经经气阻滞：地机穴有明显压痛。脾虚作胀：脾俞穴按之酸沉，或皮温低下。

心经：心俞、巨阙、阴郄、少海。

心经火旺：心俞内侧有压痛。心脏瓣膜疾患：巨阙发胀，心

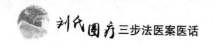

俞外侧至膏肓处有过敏点。心经气虚：三阴交、水分、肾俞均有压痛。

小肠经：小肠俞、关元、养老、小海、下巨虚。

小肠经病：关元、养老有反应。被风寒所侵时，天宗、风门、小海均有压痛。小肠经病移于心经时，取关元是有效的，如灸关元可治心律不齐。小肠经经气受阻导致肩肿痛时，下巨虚有压痛，针之有效。小肠俞部位的腰痛，养老有明显压痛，针之有效。

膀胱经：膀胱俞、中极、金门、委中、昆仑、天柱、八髎。

膀胱经实热：委中穴皮温高，络脉充盈。湿热下注，膀胱经经气受阻时，中极、金门、膀胱俞有压痛。被风寒所侵时，天柱、八髎、承山有压痛。膀胱经经气虚衰时，按中极、膀胱俞有快感。

肾经：肾俞、京门、水泉、水分、肓俞。

肾经为病：水泉、水分、肓俞均见压痛。肾脏为病：肾俞、京门有压痛。当肾排泄功能受累时，筑宾穴呈阳性反应（硬结、压痛）。因此，灸筑宾有解毒之效。泌尿系有故障时，八髎穴有压痛。

心包经：厥阴俞、膻中、郄门、大陵。

情志不遂、哭笑不定：膻中、郄门均有明显压痛。妇女月经失常、痛经或少腹有瘀血时，间使至郄门处绷紧或有压痛，针之可逐瘀调经止痛。心悸动，按压厥阴俞、膻中有缓解之效，灸之亦效。

三焦经：三焦俞、石门、委阳、会宗。

三焦经经气受阻时，会宗、委阳、石门均有压痛。三焦经实热：三焦俞一带绷紧，会宗压痛强烈。尿闭，属三焦经经气不宣者，石门呈胀满。

胆经：胆俞、日月、天宗、京门、阳陵泉、外丘。

胆囊发炎时，日月、京门、天宗有压痛。胆经实热：外丘皮温高。胆经气虚：按胆俞、日月有舒适感。

肝经：肝俞、期门、中都、曲泉。

肝经病变表现为胸胁胀满、少腹疼痛、咽干口苦等症状。

触诊时腹部检查尤为重要，要充分利用指腹触觉的敏感，掌面对震动的敏感，手背皮肤对温度的敏感，检查腹部有无压痛、抵抗感、包块或某些脏器肿大等，以做出较为准确的诊断。

巧用阿是穴

阿是穴又被称为压痛点、天应穴、不定穴等。在疾病发作的情况下，人的体表相关部位会出现一个疼痛反应点，这个点就叫阿是穴。肌肉、筋骨、脏腑发生病变时，可在人体相关的部位查找阿是穴。如颈椎病，阿是穴可出现在病变颈椎的棘突水平两侧；肩周炎，可出现在肩的周围；腰椎间盘突出症，可出现在突出椎间盘的棘突水平两侧；腰椎横突综合征，可出现在病变腰椎的横突附近；人体某部位损伤，可出现在伤口周边某处；肝病，可出现在肝区；脾大腹胀，可出现在左胁下；肾病，可出现在背部肾区。这些被称作"阿是穴"的疼痛反应点，是疾病在体表的反映。

阿是穴不但会有疼痛感，而且会在疼痛处出现圆、椭圆、条索等形状的反应物。如腰椎病，可在两髂骨上缘痛点出现圆形、椭圆形反应物；足痛不履地，可在足弓内侧痛点出现条状反应物；风湿性关节炎，可在膝周围痛点出现条状反应物；胃痛，可

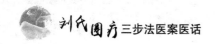

在腹部痛点皮下出现条状反应物；肠痛，可在小腹痛点皮下出现椭圆或条状反应物等。病情越重，病程越长，反应物越大。

那么，怎么才能准确地找到阿是穴呢？其实很简单，按压疼痛区域，最敏感、疼痛最明显的点便是。

如三叉神经痛、枕神经痛、急性扭伤等问题，按压时会感觉到某个敏感部位有刺痛感；关节疼痛、肾虚腰痛等病症，在按压时，多会感觉到敏感点非常酸痛；对于一些腰椎、颈椎疾病的患者，其敏感点的主要表现为胀痛和麻木感，甚至会有向手脚远端放射的感觉。

在刘氏三步法调理治疗技法中，阿是穴被广泛应用，精准恰当地对阿是穴进行按摩、灸疗或贴膏，对很多病症都有很好的疗效。日常生活中，大家遇到一般的腰腿疼痛、瘀肿等病症时，可以在家里自己寻找阿是穴进行揉、灸、贴，可及时缓解病痛。例如久坐办公室的都市白领，如果有腰肌酸痛的情况，可以香灸阿是穴，配合命门、肾俞、腰阳关等穴；颈椎不适，可以香灸阿是穴及大椎、风门、风池、风府等穴，起到较好的理疗效果。

对于病症较单纯，只是感觉到疼痛，且压痛点固定的情况，只取阿是穴，即可达到良好的治疗目的。如果病症较重，则要进一步完善检查，找准病根进行针对性的治疗。

这里给大家讲三个人体上的"开关点"，当身体出现问题而表现出某些症状时，人体会产生一种信号，这个信号会出现在身体某处。如果把人体比作一个灯泡的话，这个反应点就好比开关，当灯泡出现问题不亮了，就需要按一下开关让灯泡重新亮起来，所以我们这三个比较明显的反应点叫作"开关点"。

第一个"开关点"是在我们心窝部的巨阙穴。巨阙穴大概的位置是沿着剑突的周围，被人们称为情志的"开关"。它能起到一个什么样的作用呢？比如说我们平时紧张、心情不好，或者胸闷气短的时候，往往会在这个地方找到一个硬结，或者痛点。当我们把它揉开时，心情就会豁然开朗。这个"开关"跟我们的情志有很大的关系，比如说你哪天遇到了不好的事，或者跟别人吵架了，心情不爽，在这个地方揉一揉，你会发现这个地方附近可能会有一个结，或者痛点，这时候你揉一揉它，就能达到一个很好的舒缓、疏通情志的作用。

第二个"开关点"是在锁骨下窝的云门穴、中府穴。云门穴、中府穴在锁骨下窝附近，经常气喘的人，还有容易疲劳的人可以经常摸一摸这里来缓解。不论是伏案工作的疲劳，还是休息不好带来的困顿，在这里摸上三五下，让自己放松下来，就不容易感到疲劳。这是个抗疲劳的"开关"。

第三个"开关点"是扭伤的"开关"手三里穴。手三里穴可以治疗脖子、脚等多个部位的扭伤。这个穴位是属手阳明大肠经的，而足三里在足阳明胃经，它们属于同名经，所以呢，手三里也是主脚的，对各种扭伤，我们不妨都试一试，可以起到一个缓解的作用。

刘氏梅花香的奥秘

刘氏圈疗体系各种外治技法中，刘氏香灸可以说是"当家花旦"。它的应用十分广泛，调理治疗各种慢性病、养生保健美容，处处少不了它。学员们在学习过程中下功夫最多的也是香灸，有很多学员经过培训回到加盟站后，在实践中感觉自己对香灸的把握没有达到要求，有的通过电话、微信反复向中心技师求教，有的来到西安要求再次培训，直到掌握了操作技巧，达到了技术标

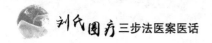

准，才体会到临床临证中香灸的神奇功效。

传统香灸是中医外治的一种基本技法，民间使用非常广泛，通常是用艾做成灸条灸烤相关穴位和病灶，活血化瘀，助阳祛湿，达到祛除病症的目的。刘氏梅花香是在前人用灸经验的基础上加入了家传配方，药力更强，热能更高，其特点可简单归纳为十六个字：软坚散结，活血化瘀，系统调理，扶正助阳。刘氏梅花香燃烧产生的温热效应激发病灶处经络气血运行，反复深灸病灶和筋结粘连处，使深层寒湿结节消散，随着香灸药气层层渗入，梅花香发挥其软坚散结、疏通经络、祛湿排毒之效，以通气血，平阴阳，祛除病症。

刘氏香灸的特点可归纳为以下几个方面：

第一个特点是热传导效应强，渗透深，由局部扩散，促进血液循环及代谢功能，向外快速蒸腾发汗以散寒、排湿、排泄毒素。刘氏梅花香的外形设计是梅花状，在燃烧过程中可使热量挥发达最佳程度，加之家传秘方增强药力，穿透力强，可深入到病灶内部，加强免疫因子的吞噬作用，提高机体的免疫功能、自愈能力，消除炎症，畅通经脉，使毒素排出体外。

刘氏梅花香以热传导效应使药力顺经脉走向发挥其调理作用，从疼痛点、病症反应点开始，顺点循脉找线，点线结合调理治疗，这是初期阻止疾患发展的最好方法。

第二个特点是注重整体疏通。与普通香灸不同的是，刘氏梅花香从局部调理入手，以整体疏通为目的，这是刘氏香灸的核心理念，是从慢性病、疑难杂症的临床实践中总结出来的。调理气血，平衡身体状态，促进代谢，是刘氏圈疗调理治疗疾病的基本原理。

大家在施灸时要注意点、线、面的整体把握，由表及里，通气，散寒，排湿，达到平衡阴阳的效果。由局部调节平衡，疏通周身经络，促使气血流通，由此促进气血正常运行，恢复自愈力。对于一些较严重的疾病和陈年老病，这样的修复改善需要一个漫长的过程，需要耐心，病症形成过程复杂而漫长，治疗过程也不可能一蹴而就。在施灸过程中注意人体不断发生变化的灸后反应，及时处理，这种局部的变化表现为有时疼，有时麻，有时木，有时没感觉，有时只是觉得不舒服，只要提前预防、及时控制，就能有效减缓不适。

全面整体调理机体代谢功能，清理、排出体内垃圾毒素，提高免疫系统功能，并依靠热能传导作用激活组织细胞，依靠经络传递输送，遍布全身，靠热流恢复元气。当人体气血恢复正常，病症便会减弱或消失。

第三个特点是脏腑同调。一些疾病会造成经络不通，并逐步传变至体内深处，影响到脏腑，哪里经络不通了，哪个脏器就出问题，所以刘氏梅花香灸的调理治疗强调脏腑同调。比如，多数人长期患病后会消瘦虚弱，原因多是阳虚、肺气不足，致使脾胃功能紊乱，消化系统损伤。胃的收缩张力被破坏，消化功能严重损伤，无法吸收营养，进一步影响其他脏腑乃至人的整体健康。

正常情况下，人的脏腑气机是畅通的，当连接脏器的经络出现问题时就会影响气血通畅，出现气血运行通路瘀滞阻塞，产生结节凝滞，形成淋巴结结节等；免疫功能出现问题，则埋下肿瘤的隐患。当患者出现这些情况时，可能会感到局部酸、胀、痛、麻，情绪焦躁，情志失调，使疾患进一步加重。因此，在调理治疗过程中，要细致分析疾病对脏腑的影响，追根溯源，定制方案，辨证施治，个体个疗，这是刘氏梅花香灸的重要思想。

刘氏梅花香灸主张脏腑同调，立足于修复人的体内环境，着重提高人的自我修复能力，打扫清理机体内环境，体内干净了，机体功能才能得到改善。施灸过程中常常要灸脏区俞穴，这基于贯通五脏、整体全面调理治疗的理念，通过激发经气，推动脉络运行，促进血液流通，改变体质，达到扶正祛邪的目的。调理脏腑时要深灸、重灸，对上焦病症，灸至阳 15～25 分钟，加肺俞、大椎、风池、风府；下焦病症，灸至阳 20～30 分钟，加肝俞、督俞、命门，灸透，使其发热出汗。

总的来说，刘氏梅花香灸的核心机理就是调理正气，增加元气生成，调理免疫系统，调理各种淋巴、神经、筋、脉等粘连引起的阻滞，对生活中多种因素造成的慢性病症以及疑难杂症都有效，其原因就是气血通顺以后，温润了筋、脉各部位，达到全身通达，身体平衡，阴阳调和。

辨证施治，整体、全面、系统化调理是刘氏梅花香灸的重要理念。通过透皮吸收，药力直达病灶，发挥其软坚散结、通经活络、通畅气血的作用，防止元气流失，维持人体正常状态，让阳气自然升发，气机调畅，调理改善五脏功能及体内细胞新陈代谢，达阴阳调和之目的。

梅花香灸调理法是一种高效的标本兼治的调治方法，通过局部温灸发热，消炎镇疼，让局部缓解压力，促进气血循环，这就是香灸功效的体现。

刘氏梅花香的作用、疗效强于其他香灸的主要原因，是最佳组合的天然中草药配方加强了其温热助阳作用。通过穴位—经脉—脏腑的传导，以疏风散寒，温经通络，行气活血，温中和里，升举阳气，化瘀通痹，消肿散结，增补元气，强壮脏腑。刘氏梅花香灸能够在香灸疗法中处于领先地位，正是由于它在用药组合与施灸手法上的创新。梅花香灸技能操作、施灸手法自成一体，是一种融传统和创新于一体的科学技术，这是它能够独步杏林数十年的根本原因。

香灸经人体皮肤或相关俞穴透皮吸收，可激活人体自身免疫系统，具有化瘀活血、软坚散结、疏通筋骨、脏腑同调、平衡阴阳之功效。我们认为，药穴同源，中医内治将药分为君、臣、佐、使，调理阴阳寒热，要分析情志、环境、气候等对人体的影响，梅花香灸穴位调理也离不开药物调理思维模式。方法不同，目标是一样的，两者可以互为利用、借鉴。

治疗疑难杂症的过程就是调理人体内阴阳平衡的过程，香灸的热能效应助阳气产生，抑制阴性物质的副作用，使机体达到阴阳平衡的状态。同时，梅花香灸利用热传导快速温热身体表层，直入穴位，使阴寒凝瘀被温热分解。

刘氏三步法采用温热散寒、软坚散结的方法，让人体局部和整体、体内和体外保持平衡。在调理治疗过程中，通过温热散寒的香灸，使药力抵达体内深处，达到解除病症的目的。按照一通百通的道理，只要身体经络气血通畅，脏腑之间功能协调，新陈代谢、营养供应正常，慢性病、疑难杂症等疾患都会迎刃而解。

我最近到外地调理的一个急诊病案，再次验证了刘氏梅花香扶正助阳、除湿利水的良好功效。

2019年6月15日，我接到一个紧急求医电话，是广州医院翟教授打来的，翟教授和我有过多次交往，对圈疗比较了解。翟教授说东莞有一位乳腺癌患者，近期出现肝转移，产生严重肝硬化腹水，腹胀如鼓，无法行走，不进饮食，呼吸困难，疼痛难忍，入院治疗未见有好转，这位才四十来岁的年轻女性面临生命危险，希望我尽快赶去救急。

人命关天！我第二天即带一名技师飞往东莞，一下飞机就直奔患者家中。只见患者虚弱无力地半卧半坐在床上，脸色暗黄无光，面部浮肿，挺着圆鼓鼓的肚子，张着嘴大口喘气，口唇泛紫，神情十分痛苦。患者体内积水十分严重，腹水不仅导致膈肌上移，影响到呼吸，而且压迫下肢，导致血液回流不畅。近年来我在临证中调理治疗过几起肝硬化腹水案，但严重到这个程度的还很少见。

急则治其标，可是这么严重的病症怎样才能解急？我一边和病人家人交谈了解她的病情，一边思考着调理思路。嘱技师先用揉术为患者调理督脉，提振阳气，然后以重灸"引水下行"。施灸时，我和技师同时持香，技师一直灸双足，我从神阙开始到腹股沟，再沿大腿外侧，沿线往下香灸。灸达膝关节后，又分别从小腿内侧、前侧和后侧方向往脚底灸，达到"分支引流，拓渠排水"的效果，先解表缓急。

中医调理腹水量多、腹胀的肝硬化腹水患者，主要是通阳利水、温肾利水，以此增加尿中水、钠的排出量，健脾利湿，疏肝理气，软坚散结。而刘氏梅花香灸循经走穴，可"有形化无形，无形化有形"，使僵硬的肌肉渐渐变软，解瘀化堵，打通经络通道，让身体中多余的水分一部分随着热灸气化蒸腾，一部分顺着三条打通的经络通道"顺流"到脚底，通过汗液排出体外。这种"拓渠排水"的过程尽管看不到，但我却在施灸过程中切实感受到了。

急救持续了3个小时后，呼吸困难、疼痛难耐的患者竟然可以下床行走了！这样的变化让患者的父母和翟教授这样的医学专家都大感震惊。

次日，我们一大早赶到了病人家里，坐在沙发上的患者精神状态明显好于之前。她母亲告诉我，她女儿昨晚能入睡了，疼痛缓解了，今早还吃了早饭。这天，我们上午、下午再次为患者调理了两次之后，患者已经可以在客厅来回走动了。

我们本计划 6 月 18 日返回西安，在患者父母一再恳求下又多调理了一天。返回西安后，我又安排一名技师专程赶赴东莞为患者调理了一个时期。

香灸如何选穴？

刘氏梅花香不仅具有调阴升阳、温通经络、活血化瘀、清热解毒、散结止痛、祛湿散寒等多重功效，而且使用方便，易于操作，可寻病诊病，疗效显著，我们在临证临床过程中还会不断发现它有许多意想不到的妙用，这就是散布在全国各地的"圈粉"们喜欢使用它的原因。那么，如何用对、用好它，将它的功效发挥到极致？各地使用香灸的调理师和自医自疗的"圈粉"们都常常问到这个问题，这里给大家讲几种常见病症的调理方法。

风寒型感冒：以督脉为主，并配合百会、风府、大椎、风池、曲池、合谷、外关及印堂等穴位。

风热型感冒：以任脉为主，并配合百会、大椎、风池、曲池、合谷、少商等穴位。

皮肤过敏：可香灸大椎、肺俞、风池、风府、风市、血海、鸠尾等穴位。

口腔溃疡：香灸大椎、脾俞、胃俞和溃疡局部；贴膏脾俞、胃俞、足三里。

慢性胃炎：以任、督二脉为主，按寒、热、虚、实进行香灸。疼痛发作时，可取中脘、建里、梁丘、足三里灸之；不疼时，可取肝俞、脾俞、胃俞、中脘、足三里、三阴交灸之；如有

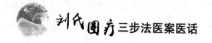

呕吐，可加上内关穴。

腰背、四肢麻木：以任、督二脉为主，并配合阿是穴，上下肢亦可取穴，痛在腰背部可加大椎、陶道、命门、腰俞、风门、脾俞、肾俞。

月经不调：以任脉为主，并取肾俞、中髎、关元、气海、子宫三角区、三阴交等，以寒则热之、热则寒之、实则泻之、虚则补之等原则进行调理。腾包热敷腰部、脚部；香灸命门、八髎、肚脐、脚后跟疼痛部位、涌泉、太溪；贴膏腰部、足跟。

调理师在施灸时常常会感觉患者下腹有热气窜动，有时还会出现水疱、灸花，患者对此有恐慌惧怕，经验不足的调理师也慌乱担心。只要大家把出现这些现状的原因搞清楚，就不会再担忧了。

施灸过程中，香灸的立体热旋力形成气流在人体经络线上传导，上至头顶，下到足底，经过的地方有酸、麻、胀、痛、热等不同感觉，小腹内出现热流窜动的感觉，这是梅花香的热力和药力把人体经气激发起来了，机体紊乱的生理功能将得以恢复，是香灸见效的非常好的征象。

还有一个大家会经常遇到的现象，就是施灸过程中出现水疱，也会引起担心和慌乱。作为调理师要清楚，香灸时皮肤出水疱是正常现象，因为这并不是把皮肤烫伤了，而是出灸花了。中医所说的"灸花"也就是灸疱，即香灸引起的局部损伤，灸花的出现表明体内邪毒在找出口，是体内病邪排出体外的一种表现。

香灸出现水疱后，一般有轻微疼痛，有的人则没有任何痛感。遇到水疱后不用害怕，小的水疱自己可以吸收，大的水疱可以马上挑破。皮肤都有自我修复的功能，水疱破裂后会很快结痂，基本上不会出现化脓发炎的。通常见到的灸花表现为局部起小水疱，水疱里可有少量黏液。出现这种情况不必惊慌，这是由于体内湿气、寒气重，经络不通而造成水疱，邪气排出体外需要一个通道，灸花就是这个通道。香疗师要对水疱进行观察分析，及时调整调理治疗方案。同样是出水疱，水疱的多寡、颜色代表着湿气程度，体现着病情的发展演变。如果水疱是透明无色的，说明是寒湿；如果水疱是黄色的，说明有郁热；如果水疱是血水样，说明体内湿毒很盛；而灸时发痒，则说明该部位有风邪。

这些，都需要香疗师积累经验，辨证论治。

画圈基本要领

脏腑部位画圈：脏腑部位是人体的核心、要害，治疗疑难顽症必须首先调和脏腑之气，这是治疗大病的重点区域。选择脏腑部位画圈由三个因素构成：第一，脏腑直接对应的体表部位出现病灶；第二，冲击脏腑的病灶，如类风湿等虽然病在肢体，但病变会影响脏腑，必须围绕脏腑在上半身前后全面画圈；第三，与脏腑直接沟通、相互作用的病灶，如脑瘤等，必须在上半身前后施圈。

如何施圈：根据一般原则开始治疗，在患者前胸、腹上下各画一个圈，后背、腰上下各画一个圈，前二后二，共四个圈。一个疗程10天左右改换前胸、腹和后背、腰各画一个大圈，前后共二个圈，5天左右要再改回第一次画的原形。

肺病画圈：在患者前胸、腹各画一个圈，胸圈要大点，腹圈小点；后背、腰各画一个圈，背圈要大，腰圈小一点，按常规圈心都留有中心孔。一个疗程10天后，改为前胸、腹和后背、腰各一个大圈。画3～5天后，再改为前胸左右两个圈，腹部一个圈，后背左右两个圈，腰部一个圈，前后共六个圈。之后再根据病情变化情况，对圈位、圈形进行变换。肺乃五脏华盖，病邪容易冲击头部百会形成"冲天炮"，故在脏腑画圈的时候头部也必须画圈。

肝病画圈：前胸、腹各画一个圈，要求胸圈小、腹圈大，后背、腰各画一个圈，要求背圈小，腰圈大，前后共四个圈。一个疗程后，改前胸、腹和后背、腰各画一个大圈。3～5天后，再改为前胸、后背各画一个小圈，前腹、后腰各画一个大圈，使两胁全部包到圈内。画圈过程中要注意：不可在患者空腹的情况下画圈；患者如果感到疲劳，可在画完三遍后休息一会儿；如果圈线压气，就要改画圈线；如遇突然休克者，使用点穴法急救。

头部画圈：头部画圈主要治疗脑瘤、颅内外血管病、脑积水、脑萎缩、脑血栓等疾病。画圈时先剃光头发，在头部画一个总药圈（两耳包括在内），圈心留在百会穴。圈心有时冒出热气，摸之烫手，有时又冒出凉气，摸之冰手。画若干天后，体内病灶会提出体表，根据病情变化再改圈。如果病灶在后脑，就在头部前后画两个圈（圈线不能压着包块）。要求头后圈要大，头前圈要小。若干天后，若遇患者出现兴奋、夜间不能入睡等反应，即在头部改为左右两个圈，两耳也作为天然圈心。总之，圈位、圈形要根据病情变化而调整。头圈可变换七种不同画法，要特别注意两点：一是颈部淋巴结分布区域一定要全面圈疗，二是要兼顾圈围七窍，以防病邪从七窍窜出。

肢体画圈：肢体画圈的典型病例是类风湿。这种病血沉高，全身骨骼疼痛，行走困难，遇到阴天下雨等气候时疼痛加剧，会给患者带来很大痛苦。症状虽表现在骨关节，它实际是一种全身性机体受损病症，所以必须进行全身性治疗。首先选择前胸、腹各画一个圈，后背、腰各画一个圈，前后共四个圈；其次两臂肩井穴、曲池穴、一窝风各画一个圈，共六个圈。

画圈常常要与三步法配伍组合。实施揉、灸、贴时要注意个体个疗，辨证论治。对中老年患者应注意调理神经、淋巴、血管，保持微循环畅通，以使身体对调理治疗起到快速反应。应从手部的腕关节、掌指关节、指骨间关节及五个指腹的解剖结构入手。这些部位均含有丰富的神经、血管和淋巴管，当这些部位经常受寒凉刺激时，对整个手部的循环与代谢会产生影响。末梢循环与代谢受阻，会引发局部血管与淋巴管内的垃圾、毒素及代谢产物（如高浓度钙、高尿酸钠等）堆积，导致局部产生瘀、滞、堵，神经的敏感性也随之降低。临证表现则以手部指骨间关节肥大、变形为主，伴有手指僵硬，无法正常地屈伸，局部感觉有疼、酸、胀、困、麻、木等。

应用刘氏揉术进行疏松、疏通时，从远端做起，依次对患侧5个掌指关节、18个指骨间关节及5个指腹进行提、按、压、揉后，以指腹用力，依次提拉，进行左右环转训练。进行整个手部的疏松后，局部的神经末梢受到强刺激，引发神经冲动，迅速上行传导至心脏。这种强刺激可以振荡经络中的气血，促进气血运行与淋巴液的回流，还可以促进汗腺的分泌，促进毒素外排。这些作用的协同发挥，可以使刘氏揉术发挥很好的疏松与疏通功效。

具体操作中，可视患者指端瘀、滞、堵的程度，重复揉术二三次，直至患者疼痛消失或可以承受。按此法从远端向上，对肘关节和肩关节依次进行疏松与疏通。刘氏揉术结束后，在整个患侧手臂疏松、疏通的基础上，再进行梅花香灸。操作时，按照由远及近的顺序，依次灸手部的指腹、指骨间关节、掌指关节、

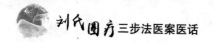

大小鱼际及腕关节、肘关节与肩关节。

香灸的热敏反应在激发经络的同时，热量可以在刘氏揉术的基础上循经走行，疏经通络，软坚散结，调和气血，温热散寒，调阴升阳，濡养经脉。此外，香灸时热量的渗入还可以改变病患细胞的生长环境，从而让病患细胞处于休眠状态，对于正常细胞则没有影响。

通过一揉、二灸的综合调治后，将药膏涂抹于专用的手工麻纸上，贴敷于患者整个臂膀，包括双侧肩颈。药膏在透皮引剂麻纸的作用下，可以发挥最大优势，透皮吸收，直达病灶，使血药浓度可在短时间内迅速达到峰值，起效快，疗效好，持续时间长，可起到消炎解痛、利湿除水和巩固疗效的作用。

三步法调理使人体达到一种动态平衡，一揉、二灸、三贴环环紧扣，步步相连，功效叠加，使病灶无处遁形。一般一个疗程（10次，每天1次）过后，骨关节的疼痛即可减轻，关节的僵硬得到改善，局部的酸、麻、胀、困得到缓解；两个疗程之后，以上症状或可消除；第三个疗程则可以起到巩固疗效的作用，同时食欲、睡眠、精神状态均好转。

第二节　学员与圈疗

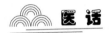 **医话**

让圈疗成为大众健康之圈

民间中医药是我国传统中医药的主体之一，是中医药创新发展的土壤，而优秀的中医药技法是由一代代中医人传承下来的，刘氏圈疗就是这样一种家族传承的中医药外治技法，经历了几代医匠苦苦探索，经过了千百次的验证，百年传承，百年匠心，才成为今天普遍适用于广大群众治病养生的中医药传承项目。

先父说过："让普通人一学就会、一用就灵的中医疗法才是好疗法。"他在研究发明圈疗这一技法时就是本着这个宗旨而行的。为了传承推广这个一学就会、一用就灵的好方法，十几年来我带领团队跑遍大江南北，在各大城市社区义诊、推广展示、无偿培训、现场治疗，让圈疗技法为广大群众所掌握，让群众直接受益，体现了民间中医药巨大的普世价值。

我有责任把刘氏圈疗这一浸透了几代人心血的中华岐黄瑰宝发扬光大，让它更好地服务于大众。倘若不能把这么神奇而伟大的中医药外治法传承于世，那将是我刘应凯的终身遗憾。我要让刘氏圈疗成为一种最简单、最方便、最实用的调理治疗方式，让大家学会用圈疗的方法自我养生，自我调理，自我医治，让刘氏圈疗为推动社会大健康事业发展增添一点力量，以此告慰先父在天之灵。

在重庆，我7次登门施治，医好蒲大珍老人双膝骨刺顽疾后，经蒲老的亲人、朋友、邻居广为传播，求助圈疗的人也渐渐多起来。我一到重庆就有人追到酒店，甚至有人迎到机场，我或为他们义诊，或传授方法，一传十，十传百，在重庆一些社区里，刘氏圈疗三步法热潮渐渐兴起。

在兰州，推广中心数次为当地社区卫生所的基层执业医师举办培训班，并现场为社区慢性病、疑难杂症患者调理治疗，我亲自传授技法，将自己家传绝技手法和实践理论倾囊相授。得知学员中有一线的全科医生和妇科医生，我又增加了"刘氏线绳牵引式排毒丸剂""腾包热敷临床应用"两场专题讲座。刘氏圈疗连续几天为慢性病、疑难杂症患者义诊，周边社区的居民也闻讯而来，有的缓解了病情，有的学会了圈疗技法。

在深圳，我们前后进行了10多次各类主题培训，以刘氏圈疗加盟店尘香阁为中心，吸引来周边社区居民和新老"圈友"，人涌如潮，上至九十岁的耄耋老人，下至十来岁的孩童，诸如腰腿痛、老胃病、重感冒等多种疾病都在圈疗中心技师们娴熟的一揉、二灸、三贴中化解。

在海裕社区，刘氏三步法健康大讲堂引起当地居民的浓厚兴趣，这种不吃药、不打针的中医药自然疗法使大家感到既神奇又亲近，为了满足大家对健康养生的强烈意愿，我现场为大家传授了刘氏保健操。

在西安，来自全国各地的"圈粉"为求得"真传"，组成了一个面对面、一对一直接传授的高效学习班，这样的学习班一发而不可收，连续举办 30 多期，求学者依然络绎不绝。

在北京，我们数次走进社区举办圈疗展示和义诊活动后，引来"朝阳大妈"们争相一试，口口相传。

在内蒙古、安徽、四川等地，这一幕幕都曾上演……

我以数年时间，撰写了《中医药外治探秘》《刘氏圈疗体系三步法》及这一部《刘氏圈疗三步法医案医话》，目的只有一个：要把刘氏圈疗中医药外治法用简单明白的语言告诉大家，要把刘氏几代人苦苦钻研的调理治疗慢性病、疑难杂症的方法告诉大家，让大家一学就会，用之有效。刘氏圈疗的家传秘籍只有广泛应用于社会大健康事业才有价值，我要让社会大众都明白刘氏圈疗是什么，能治什么病，怎么治病。

我们今天能有这样好的效果，这样大规模的展示，是因为我们多年来坚持让中医药创新疗法走向社会，走向群众。我们建立了严格的标准、完备的规范，真正体现了中医药外治法的新思路，展示了刘氏圈疗的独门绝技，让大家看到这种能及时解决问题的手法的应用效果，还有它为推动中华中医药外治法的发展所做出的贡献。

对于刘氏圈疗来说，最重要的是怎样应用好，让好的产品发挥最好的社会效应。我多次讲过，刘氏圈疗三步法外治体系不能说是我的发明创造，它是我的祖辈们在长期的临床临证中研究总结的结果。我只是在此基础上作了一些创新和发展，结合现代医学研究，利用刘氏圈疗系列外治法调理治疗慢性病和疑难杂症，以缓解患者的病痛。在今天这个高科技时代，我们中医人不能再保守，不能再抱着家传秘籍不外流的老观念，我们还要创新，有创新才有发展，发展才是硬道理，拿出真本事展示给世人看，让民间中医药走出困境。

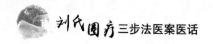

本章选了部分刘氏圈疗调理中心的医案和各地加盟站学员们经手的医案，他们在刘氏圈疗大讲堂交流分享，畅谈自己学习应用刘氏三步法的体会，在实践中学习提高。所选案例有的出自各地加盟站的大夫、技师，有的出自忠实追随刘氏三步法的"圈粉"，有的是医师为患者调理治病的医案，有的是"圈粉"自医自疗过程的记录，他们以自己切实的感受交流自己应用刘氏三步法的体会，并将调理治疗过程从技术层面进行深入讨论和总结，对各地学员学习应用刘氏圈疗三步法辨证施治、提高操作技术十分有益，对广大学习应用刘氏三步法自医自疗以及为家人求健康的圈疗爱好者也有极大的帮助。

刘氏圈疗的未来

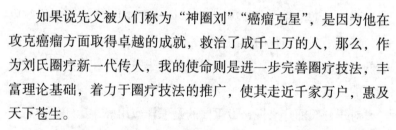

如果说先父被人们称为"神圈刘""癌瘤克星"，是因为他在攻克癌瘤方面取得卓越的成就，救治了成千上万的人，那么，作为刘氏圈疗新一代传人，我的使命则是进一步完善圈疗技法，丰富理论基础，着力于圈疗技法的推广，使其走近千家万户，惠及天下苍生。

作为传承者，我在先父创造发明的圈疗法和梅花香灸的基础上，根据现代疾病谱和人们养生观念的转变，不断探索、实践，进一步确立了刘氏圈疗、梅花香灸系列配伍组合外治疗法——刘氏圈疗体系三步法，倡导"未病先防，已病防变"和"调理中养生，养生中治疗"的新理念，顺应当前社会大健康潮流，为刘氏圈疗注入更多新的理念、新的内容，使刘氏圈疗体系增强生命力，紧紧跟上时代的步伐。

刘氏圈疗系列配伍组合外治法用大量的临床数据证明和效果

验证，它调理治疗好了数以万计的疑难杂症患者，赢得了广大群众的信任，在民间有很好的口碑，同时也得到了很多医学界专家、泰斗的认可。

一个个家传，就像一条条小溪，汇集起来就是中华岐黄的汪洋大海。再神秘的家传，只有广泛用于人民大众的健康事业，才有价值。刘氏圈疗的价值是创造了一种新的方法，为治疗慢性病、疑难杂症提供了一条新的途径。只有当这个新方法、新途径广泛应用于全社会，造福于百姓，刘氏圈疗的意义才能得到体现。

当前，国家正在大力挖掘和弘扬民间中医药技法，大力推进大健康事业。我的责任是把刘氏圈疗这一浸透了几代人心血的瑰宝发扬光大，让它更好地服务于大众，造福于社会。三步法的推出，使刘氏圈疗成为一种最简单、最方便、最实用的调理治疗方式，我把这一技法的核心技术毫无保留地传授给大家，明明白白地写在这部书里，就是为了让大家学会用圈疗的方法自医自疗，自我养生。2020年4月20日，是先父诞辰一百周年纪念日，这部书的出版能够为推动社会大健康事业发展增添一点力量，以此告慰先父在天之灵，吾愿足矣！

刘氏三步法不仅仅是一种疗法、一种手段，还是一种概念，这个概念需要应用者和受治者理解、信任，形成共识。圈疗理念要让大家改变过去一有病就去吃药、打针、做手术的传统观念，自身调理也能治疗疾病，改变自己的身体状态。当然，这一切只有把活生生的案例摆在这儿，让患者用自己的切身感受和效果说话，才让大家看得到、悟得到。所以说，刘氏圈疗要推广，要发展，首先要用效果证明，用效果说话。

刘氏圈疗除了为广大患者调理治疗疾患，还有更重要的一项使命，就是要教会大家自医自疗。我们制订具体的操作手法，编印手册，举办各种学习班，介绍调理过程及各种常见疾病的治疗方法，目的正在于此。要是大家都会使用了，不需要我们刘氏圈疗推广中心了，那么刘氏圈疗推广中心也就完成了它的使命。

多年来，通过各个平台、各种方式的展示，大家可以认识到，作为传承近百年的中医药外治技法，刘氏圈疗系列外治法在长期的临床临证过程中，从理论到实践，再从实践到理论，经千百次验证、改进，具备了步入养生、医疗两大领域的条件。

父亲仙逝后，我整理他留下的大量病案、病历和他的实践理论文章，学习寻找他老人家近七十年行医和探索钻研的经验、笔记、实录等，从中获得了自信心和传承的决心。同时，我走访了大量父亲生前医治过的病人以及传授过的弟子，对父亲的治疗思想和理论基础进行深入的分析归纳，特别是近年来在自己身上试验性地调理治疗，经反复不断地总结验证，总结出"三步调理法"，编写出一套中医药外治技法大纲，把刘氏圈疗的整个操作技法规范化、标准化、系统化，使之易推广、便复制、易普及。这正是我父亲生前所讲的"自医自疗"的推广模式，符合国家大健康政策，让广大群众实现"求医治病简单化，小病不出门，自医自疗照样行"。

每当一个城市增加了一个加盟点，圈疗就在这个城市生根发芽；每当一个学员学会了三步法，就多了一个家庭加入圈疗这个人民群众大健康的圈子，这个家庭就多了一份健康的保障。让更多的人学会这个简单有效果的疗法，圈疗的意义就增长一分，刘氏圈疗这个"圈"就会越来越大。

圈里的女人

多年来，无论是我们在各地选拔、培训出的圈疗技师，还是从各地赶来西安参加学习班的学员，多数都是女性。她们有的是自身多年受疾病困扰，有的是为孩子、为老人、为家庭前来学习圈疗法。随着医疗科技知识的普及，她们不再是被动地等待医院的判决，不再是盲目地听从医生，她们要学会自我调理，使自己成为医生。可以说，在医疗保健领域，她们是觉醒的新女性，是走在时代前列的人。别小看这些"娃他妈"，她们对求医治病可是有主意，她们眼光挑剔，不会轻易相信某种技法，一定要亲自看到、体验到某种技法有真实的效果才会扑下身子学。我们的女圈疗师队伍中，有的是在调理治疗疾病过程中认识了圈疗，继而成为"圈粉"，有的是四处求医无门，听朋友说了刘氏圈疗后抱着看一看、试一试的心态一步步迈进圈疗这个"圈"的。

这些女圈疗师做事有毅力、有勇气，认准了一项好技法就一定要掌握，一定要学会。她们都是在刘氏圈疗中心调理治疗过或是学习培训过，有的不但把自身多年的沉病顽疾医好了，还把公婆、丈夫、孩子的疾病医好了，成为家里的保健医生；有的医好自身疾病以后，成为刘氏圈疗加盟技师，在当地开建圈疗调理馆，为家乡父老调理治疗疾病，把圈疗当作终身事业来干，成为圈疗的忠实推广传承者。

刘氏圈疗靠着实实在在的疗效，靠心系苍生的医道赢得了大家的信任，使圈疗走进千家万户。

记得 2018 年在湛江培训圈疗师的时候，前来参加培训的学员组成了一支"娘子军"。而且这支"娘子军"的成员个个都是

"娃他妈"，还有不少人甚至是几个娃的妈。为了解决自身和家里老人的疾病，为了家庭的健康幸福，她们不辞劳苦前来参加培训学习。圈疗团队的培训老师深知这些中年妇女们生活担子重，前来参加培训学习十分不易，便牺牲自己午休时间，把授课时间往前提，以便于她们早点下课去接孩子。这些学员虽然都是家务缠身，但个个努力，无论是听课还是实操练习，都十分专注用功。

学员中有一位沉静端庄的中年女子，不太爱说话，听课时总是静静地听与记，有时还在笔记本上画着什么。觉得有困惑时，会向授课老师提问，提的问题相当专业。直到其他学员喊她"张医生"，我们才知道，原来她是一名基层社区服务站的全科医生。学员说平日找她看病的病人经常会排起长队，就是这样的一个经验丰富的医生，在得知她所在社区一个重病病人经过刘氏圈疗医治好的消息后，立即被这个新技法吸引，前来参加培训。

湛江培训班给我留下很深的印象，这支"娘子军"能吃苦，能下功夫。4月下旬的湛江，天气已经是很热了，教室里人员拥挤，但大家却全然无觉，无论是学理论还是练操作，人人都很专注，唯恐落下一点。为了使学员学会香灸的操作方法，培训班专门增设了"体会灸感"这个环节，大家两两一组，集体用梅花香灸脚部。十多支梅花香同时燃烧，艾香飘绕，学员们个个满身大汗，却没有一个人嫌热，甚至顾不上擦一把汗。

2017年，有一个来自湖南的肺癌晚期患者，他经历了五年多的治疗时间，手术后数次放疗、化疗，还使用了昂贵的进口针剂，家产荡尽，生命也快到终点。他听到刘氏圈疗的讯息后来到西安，给家人留话说自己没打算再回去。没想到调理十来天后，他的疼痛缓解了，能睡能吃了，于是，便把妻子叫来陪他调理治疗。一段时间后，夫妻俩因手头拮据，不能长期在外，患者的妻子询问能否把我们的调理方法教给她，她回家自己给丈夫调理。于是，患者妻子就跟着调理师一步一步地学起来，仅用十来天就基本掌握了操作规程，然后由她给她丈夫香灸、画圈，技师在一旁纠正指导。几天后，他们带着梅花香和药膏回老家，这以后，他们常常给中心打电话来反馈病情，中心的调理师们也随着患者病情的好转为他们高兴，为他们祝福。

2017年年底办培训班时，有一位从河北来的中年女性，学习特别用功，她对中心技师说她参加培训学习只有一个目的，学会刘氏三步法，为自己年老的父亲调理腿疾。她父亲腰腿疼多年，行走艰难，出门不便，深受疾病困扰，她是抱着为父亲减轻病痛的目的来学习的。为了满足她的愿望，我们在培训之余特别给她开小灶，专门教授调理治疗退行性膝关节疾病的技法。2018年初，她在刘氏圈疗公众大课堂上发布了为父亲调理腿疾取得明显疗效的过程，因为文章有图有数据，还在微信益课堂分享了视频，这篇帖子发布后，引来很多人关注和咨询。看到80多岁的老人扔掉手中的拐杖，自在行走，面露微笑，中心的圈疗师和各地的"圈粉"们怎能不欣慰开怀呢？

这样的例子有很多，让人感动，让人欣慰。刘氏圈疗三步法是一项简单而有效的疗法，易于传播，为广大普通群众所用，使其能够实现自医自疗。让广大群众一学就会、一用就灵，这是刘氏圈疗的初衷。虽说简单易学，却要用心感悟，用心体察，才能掌握技法之要领，领会其中的奥秘，这一点，广大女性"圈粉"就做得很好。

医案（学员应用刘氏三步法医案选）

老年性腰腿痛的困扰

（学员张志敏）

注：本文作者是河北承德的加盟商张志敏，2017年曾在刘氏圈疗西安总部进行了较长时间的学习与培训，学习期间十分踏实和认真，回到家后就用三步法为父亲调理腰腿痛，日日坚持，效果显著，拳拳孝心，非常真实和鲜活，值得广大圈粉学习与借鉴。

我父亲患腰腿疼多年，行走艰难，出门不便，深受疾病困扰。我是抱着为父亲减轻病痛的目的去西安刘氏圈疗推广中心总部学习的。一周的学习班结束后，我感觉自己对操作手法、技术标准还有很多地方不清楚，便多留了几天，把自己的疑惑一一向调理师请教。中心的技师们细心地给我指导，传承人刘应凯董事长有空时也亲自教我。回到家之后，我立刻开始用学到的刘氏三步法技术为我老父亲进行调理。

第一步，为他做按揉。按照刘氏三步法的揉术技术标准，把相关穴位一一揉到，先轻后重，渐渐加力，当然像我老父亲这样80多岁的老人，用力要适度。我父亲患病多年，整个下半身瘀堵严重，身体沉僵，我手法轻缓，尽量把各个俞穴都按揉到。

第二步，使用刘氏圈疗的核心产品——梅花香。香灸的过程中，我牢记以点带面、点面结合的法则，有重点，有辅助，按照经络、穴位，并对照疼痛点来灸。

第三步是贴敷刘氏家制膏药，主要针对痛点和病灶处进行贴敷，以进一步改善症状，巩固疗效，促进康复。三步法使三种疗法功效叠加，见效速度更快，调理效果更好。

头几天变化微小，父亲说几十年的老毛病了，自己年纪又这么大了，哪里还能治好？但我坚持做下去，过了十多天之后，父亲的身体有了变化，下地时，腰腿显得灵活了，喊疼的时候少了。

经过一个多月的调治，父亲的病况发生了明显的变化，甚至甩掉了拐杖，能自由行走，生活自理能力大大提升，我们全家人都非常高兴。在这里，真的非常感谢刘氏三步法这个一学就会、一用就灵的好方法，感谢刘应凯医生亲自教我，感谢刘氏圈疗中心的各位老师们对我的热情指导和真诚帮助。

按：老年性腰腿痛是很普遍的顽疾，刘氏三步法为什么能收到如此好的效果呢？这是因为刘氏三步法针对老年性骨病和腰腿疼病因病机的关键点，总结出了有效的治疗方法。老年性骨病和腰腿痛常常是因为受寒、劳累、用力姿势不当等原因诱发的，病症的成因离不开瘀、滞、堵。那么，怎样软坚散结、化瘀解堵、通经络活气血就是关键了，而刘氏三步法的疗效就体现在软坚散结、化瘀解堵方面。

这个医案中，首先以揉术对末梢神经进行刺激，使感受器产生兴奋，以神经冲动的方式传导至神经中枢，刺激中枢兴奋，形成反射弧。伴随着神经反射的形成，身体的神经、肌肉紧张得到了缓解。同时，针对局部痛点的点、压、按、揉，起到了很好的疏通瘀堵之效。

经疏通松解之后，腰腿部筋结得以打开。此时进行香灸，热力渗透会更加充分，灸感也会更加明显，香灸强大的温热散寒功效，可以将腰腿部侵入的寒气、湿气不断地排出体外。同时，香灸也有很好的舒筋通络之效，因此大多数人香灸之后全身都会感觉暖暖的，十分舒服。

第三步用刘氏自制膏药进行贴敷。刘氏自制膏药是以家传秘方制成，透里功能强，独有的手工麻纸可以有效地促进药物快速渗透，配合皮肤和毛孔的吸收作用，组成对病灶强有力的三重攻势。贴敷膏药后，可以保留48～72小时，使得药物可以持续发力，进一步巩固药效，起到消炎止痛、化瘀散结之效。

揉、灸、贴三者的完美组合，使得整体功效叠加，对于老年性腰腿痛起到了很好的调治作用，可以使多年的顽疾在短时间内得到缓解和改善。

因此，张志敏父亲陈年腰腿疼的沉疴得以缓解完全不是偶然，是刘氏三步法功效的体现，是坚持使用刘氏三步调理法的必然结果，因为类似的医案有很多。

与香结缘

（学员李道碧）

我是来自山城重庆的李道碧，是前不久才结业的刘氏圈疗第二十九期学员。在这里我要给大家说一说我为什么选择刘氏圈疗以及我在本次培训的收获，同时，讲一讲我的自救之路。

和绝大多数普通老百姓一样，我以前不怎么关注健康，更不懂得养生。可是随着年龄的增长，我的身体开始处处亮红灯了：先是膝盖疼痛，接下来是腰痛，后来又发生颈椎痛等现象，经常被头痛、失眠、健忘、体虚乏力、盗汗困扰，睡不好，吃不香，过得没滋没味，有点未老先衰的样子。

有一次和朋友一起参加了一个健康检测。我当时才四十多岁，可是检测数据显示我的身体年龄达到了五六十岁。这件事对我刺激很大，心里也有点怕怕的。去医院去做了检查，结果是除了我的腰部有轻微的骨质增生之外，其余的各项指标全部都正常，可是我明明很难受啊，指标却很正常，为什么呢？我开始思考自己该用什么方法改变身体状况。

从这时起我开始关注自己的健康，时常学习一些健康方面的知识，如营养学知识、中医基础知识等。记得那是在 2016 年，有一次和一个四川老乡聊天的时候，他给我讲到了刘氏圈疗梅花香，因为我当时正在使用艾灸，便说不就是"艾灸"吗？他说刘氏这个梅花香可是不一样，不信你试试。我立刻就在网上买了几支梅花香，试试就试试吧，那时间我正为身体的健康发愁，正想寻找好的方法呢。当时我腰腿疼已经很厉害了，试过很多的方法，没见到什么效果。刘氏梅花香灸符合我的调理思路，不打针，不吃药，简单易行，同时又非常安全。我希望用梅花香灸来解决我的病痛，就这样，梅花香灸把我领上了健康自救之路。

使用两根刘氏梅花香之后我就感觉到了它的不同，紧接着又买了一盒，梅花香的确比普通艾条效果明显，它的温度更高一些，穿透力也更强一些。由此，我喜欢上了刘氏梅花香，开始主动去了解刘氏圈疗三步法的调理思路，关注了刘氏圈疗推广中心的公众号，时常看一些公众号推出的文章，渐渐地也走进了这个公益大讲堂。

从 2016 年以来，我按照自己对三步调理法的理解，按照课堂上教的操作手法自医自疗，应用刘氏三步法调理自己的颈椎痛、腰痛、腿痛等慢性病。疼痛发作时，我就在疼痛部位按一按，揉一揉，用香灸过以后贴上膏药。经过两三年调理，身体有了明显好转，腰腿不怎么痛了，失眠、头痛等亚健康状况也得到很大的改善。

我父母亲也患有多种老年病，他们腰腿疼、颈椎不舒服的时候，我也用刘氏圈疗三步法给他们进行简单的调理，都取得了较好的效果，我们一家人对刘氏圈疗三步法越来越认同了。前不久，我遇到了一个多年不见的老同学，他的肩周炎很严重，常常因为疼痛睡不着觉，长期以来靠安眠药来维持睡眠。我给他调理了几次，他感觉很有效果，就四处宣传说我会调理肩周炎、颈椎病，引来好几个朋友来找我调理。

几年来，我只是自学这种方法给自己和家人调理，还没有正式参加过学习呢，为了不负家人和朋友们的期望，我报名参加了第二十九期培训班。这次培训班的学习，使我对刘氏圈疗和刘氏三步调理法有了全面、系统的认识，明白了刘氏圈疗的医理还有三步调理法的治疗思路和调理原则，学会了一揉、二灸、三贴的技术方法和操作要点。

过去我使用梅花香只是简单地点燃了拿着灸，不懂得把握距离、角度，更不懂得观察皮肤变化及选穴等，培训老师教了我很多，使我对刘氏圈疗有了全新的感受，再操作时效果更加明显。

通过培训，我认识到，刘氏圈疗说起来很简单，一揉，二灸，三贴，好像很容易掌握，产品也很简单，也就一根香、一片膏。但是，如果不来总部参加一次培训，不真正地体验一次，就无法理解刘氏三步法的神奇，不可能懂得简单背后所深藏的奥妙，也就不能理解刘应凯先生常说的"大道至简"的含义。

对于我来说，培训班结业才是学习的开始，今后我要认真学习，掌握好刘氏圈疗的技术要领，以保证自己和家人的健康。

我的圈疗之路

（学员王秀丽）

我叫王秀丽，家住西安，我和圈疗的渊源有很多年头了。2007 年末，我因肾脏出现问题走近刘氏圈疗，从接受治疗到学习使用，经历了十多年的圈疗之路，我今天在这里与大家分享我接受刘氏圈疗调理治疗和学习使用刘氏圈疗的感受和体会。

在接受刘氏圈疗调理治疗的过程中，要正确认识身体上的一些不适。比如在做圈疗的时候，身体会出现"凉"的感觉，而我这个病"凉"得特别厉害，和大家体会不一样。我在做圈疗第一遍画圈的时候，这种"凉"好像是从骨头缝里出来，让人忍受不了，连后脑勺都往外冒凉气，要有坚定的信心和毅力才能坚持住。

第二点不适是全身发痒，那不是一般情况下的皮肤瘙痒，而是一种深入骨髓的奇痒，似乎有很多很多小虫子噬咬，真的是很难忍受的。我算是一个很有耐心、比较顽强的人，在调整过程中我算是能撑能忍的人，但这个奇痒让我差点坚持不下去了。

第三点是湿毒在身体上的反应，画圈的时候，我把头发都剃光了，为的是让体内积累的风寒湿毒能彻底地排出去。画圈之后，感觉自己脑袋被一层一层打开，头顶上又好像被湿毛巾捂着。

刘应凯先生经常说："要给病灶找出路。"我觉得刘氏圈疗调理治疗疾病最明显的功效就是体现在排毒祛毒方面，我在经过三步法调理治疗后，感觉自己体内的风寒湿邪被排出体外了，因为我觉得自己的身体变得灵活、柔软了，而在以往很多年里，自己从头到脚整个身子都是沉僵发硬的感觉。

其实，早在2003年我就开始接触刘氏圈疗产品——梅花香和刘氏药膏了。当时我正在外地开养生馆，用这两种刘氏产品给客户做保健调理，当时我并没有学会刘氏圈疗技法，但大家都反映效果好，有的说松弛的皮肤紧致了，有的说免疫功能提升了，有的说乳腺增生改善了，有的说不爱感冒了，等等。从那时，我就对刘氏圈疗技法深信不疑，后来又经历了刘氏圈疗的长期医治。

两年前我回到西安后，得知刘氏圈疗中心举办培训班的信息，我当即安排好时间参加学习。通过这次学习，我对刘氏圈疗的了解更深了一层，不仅学会了刘氏三步法调理法的操作规范，对于一揉、二灸、三贴及其叠加效应的医理也有了初步的认识，真的是受益良多。

我是一个刘氏圈疗的受益者，同时也是一个加盟者、推广者，我对刘氏圈疗技法非常有信心，我觉得，刘氏圈疗的优势主要体现在以下几个方面：

一是安全性。这个大家都知道，刘氏所有制剂都是纯中药配制，较少出现副作用，刘氏线绳牵引式排毒法为广大女性的健康带来了福音，在社会上有着良好的口碑。

二是功效持久性。我经过长期的治疗，有较深的体会。有一阵，我在调理过程中因为家里有事情间断了，但那个过程中我的病情并没有复发，维持了很长一段时间，感觉体内的那种修复功能依然在持续。

三是针对各种不适的全面性。我以前身体问题较多，比如说易感冒、失眠、乏力、惧冷、腰酸、颈肩不适、性功能下降等，经过长期的刘氏圈疗调理，我的健康状况大为改观。

在这里，我要对广大"圈粉"朋友们说，刘氏圈疗三步法是祛除病症、摆脱亚健康状态的好技法，值得信赖，值得拥有。

卵巢囊肿和子宫肌瘤

（学员张女士）

注：在第十六期刘氏三步调理法培训班中，有两位"明星学员"引起大家的关注，他们是抱着求医治病和学会刘氏圈疗自医自疗的双重目的从青岛来到西安的。这是一对夫妻，妻子姓张，在不久前的体检中查出了卵巢囊肿和子宫肌瘤，她没有盲目地去医院做手术，而是选择了绿色无害的刘氏圈疗中医调理治疗方法。丈夫陪着她一同来参加刘氏三步调理法培训班，期望一方面把妻子的病治好，一方面自己能够学会刘氏三步法，以便今后长期为妻子调治身体。于是，这期培训班就成了这对夫妻调治疾病与学习医术的刘氏三步法之旅。

在圈疗中心，妇科专家为张女士调理治疗时，张女士的丈夫总是守在一旁，紧紧地握住妻子的手，分担她的痛与苦，默默地给她力量。经过几天调理治疗，张女士的局部囊肿明显变软，肠蠕动增加，排气增多，腋下肿大的淋巴结也在一天天变软变小，睡眠、食欲转好，精神状态明显改善。

培训班结束后，张女士又多留了几天，坚持继续调理治疗。在此期间，她丈夫在刘应凯先生的指导下，在技师们的培训下，已经基本掌握了刘氏三步法的操作规程，在完成了一个疗程的调理治疗之后，夫妻俩带着刘氏梅花香和药膏踏上返程。

一回到家乡，张女士的丈夫就开始用刚学会的刘氏三步法为妻子调治身体。调理一段时间后，张女士的身体状况有很大的改善。街坊邻居们知道后，有身体不适的也来找张女士调理，张女士利用自己所学为家人及朋友调治了好几次，效果都不错。张女士高兴地将自己调治的案例分享到微信群中，引起了大家的关注，也让圈疗中心由衷地为她高兴。经中心与张女士沟通与交流，张女士十分高兴地接受了邀请，下面是张女士在公益课堂与大家分享的她学习治疗的经过。

大家好，我姓张，来自青岛。我是 2017 年 10 月 2 日开始使用刘氏圈疗的产品——线绳牵引式排毒丸剂的。用完第一粒之后，根据排出物，我判断自己体内可能长出了不好的东西，便和我先生一起去医院检查。11 月 25 日在当地一家三甲医院做了全面检查，确诊结果是我体内长了肿瘤，而且一发现就是两种：子宫肌瘤、卵巢囊肿。瞬间我感觉自己就要崩溃了，我还这么年轻，孩子还没有长大成人，我这辈子就完了吗？

那位使用刘氏圈疗线绳牵引法为我调理的大姐听到这个消息后，开导我说不要被疾病吓倒，不要放弃治疗。是啊，我不能放弃，但我不愿去医院做手术，我还是坚持用线绳牵引法，陆续用了几个月，排出了许多垃圾和毒素，医院检查报告单显示肿瘤缩小了，别人都说我的气色也好多了。

2018 年 5 月 1 日，一位朋友给我转发了一条刘氏三步调理法培训班招生信息的链接，看完后我回家跟先生商量，经考虑再三，我们夫妻决定一起去西安刘氏圈疗总部调理治疗，并同时学习刘氏三步调理法。

5 月 12 日，我们来到位于古都西安的刘氏圈疗总部，董事长刘应凯先生听说我的情况后，亲自给我制订了调理治疗方案。首先用刘氏揉术给我找痛点，进行压、按、揉、提、拿等手法操作，帮我打通下肢经络，然后施以梅花香灸，激发肿瘤病灶处经络气血的运行。施灸过程中发现我下肢一些部位有很多结节，又把这些部位细心地灸了一遍。这些有结节的部位平时非常疼痛，灸后感觉舒缓多了。

第三步用刘氏家制膏药进行贴敷，主要是贴腹部、乳房和小腿处。涂抹在麻纸上的黑药膏贴到身上后，有一种透进肌肤的温暖感，我觉得好神奇啊。

经过三天调治后，我感觉全身轻松，睡眠好，气色一天好过一天。在接受治疗的同时，我和我先生还投入到紧张的学习中，一周时间里不仅有培训老师细心地讲课，还有刘应凯先生亲自传授，在给我调理治疗的过程中，刘先生还专门让我先生在身边观察学习，手把手地教他如何掌握持香的角度，教他如何选穴。

一周的培训学习虽然短暂，但我的病情明显地好转，更重要的是我们夫妻二人学会了刘氏圈疗三步法这个可以自医自治的好疗法，今后不会在疾病面前慌乱无措，不会再害怕。我们一家人都非常感谢刘应凯先生，是他让我看到了希望，是他传授给我们与疾病斗争的方法。刘应凯先生把自己家族百年传承的秘方无私地奉献给大家，这种大医济世的精神，我们应该一起传递给更多人。

在微信圈里看到大家对我十分关心，圈疗中心的技师也不断地回访寻问我的情况，我就发了一组我先生在家里为我调治的照片。这段时间里，我一直感觉很好，经梅花香灸和贴敷膏药后，瘤体不断缩小，病灶收敛。不仅如此，因为我病情的好转，有的朋友身体不舒服时也来找我给他们香灸、贴膏。所以不光我自己体验到了刘氏圈疗三步法的疗效，身边的家人和朋友也都说这个

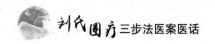

疗法很神奇，有人还建议我以后就做一个圈疗调理师，为更多人带来健康。我想有可能吧，能把这一个简单易学、治病救人的好方法学好，造福家乡父老，是一件利人利己的好事情啊！

糖尿病足的调理

（学员蔡小花）

我叫蔡小花，两年前我从湛江到西安参加了刘氏圈疗三步调理法培训班，并成为刘氏圈疗的加盟者，在湛江开了一间刘氏圈疗工作室，把刘氏圈疗这个好疗法推广给我的父老乡亲们。今天在这里为大家分享一位糖尿病引发烂足的患者的调理过程。

这是一位81岁的老奶奶，因糖尿病引发烂足，一段时间以来，她的儿女陪她到好几家医院求治，试了很多治疗方法，消毒消炎，打针吃药，但不见好转，反而越来越严重，脚面越来越黑，烂的部位越来越深。后来，一位医生向他们介绍了我，说我学会了一种新的调理方法，可以试试。

老人来我这里后，我看到她双足溃烂得那么严重，心里很害怕，能帮她调理到什么程度，心里完全没底。我只能说："你既然来了，可以试一下用刘氏三步法中的梅花香灸和膏药贴敷进行调理，争取能够缓解、改善症状，不到万不得已，咱不能去医院截肢。"老人和陪她来的儿子都同意我的观点，决定留下来安心在我这儿进行调理。

这是我自加盟刘氏圈疗以来接手的最大最重的一个病案，我严格按照培训班上学到的操作技术标准，为老人细心地调理治疗。老人本身还患有类风湿性关节炎，双下肢的关节都已变形，腰椎和掌关节都是弯曲的，平时自己吃饭都很困难，所以显得身体很虚弱。我提醒自己，要细心周到地处理好每一个细节。给老人处理伤口时，我先用棉签沾上生理盐水和双氧水（过氧化氢）把溃烂部位周边清洗干净，然后抱着老人的双脚轻轻按揉。按揉时避开溃烂处，对足底和每一根脚趾都细细地按揉。然后开始进行香灸，香灸时特别仔细地绕开创面，或香头离远一些。贴膏时也是特别小心，细心观察创面愈合情况，调整贴敷部位。

调理十来天的时候，老人双足溃烂情况好转，创面渐渐收敛。但调理进行到半个月时，几个大的创面又出现溃脓，老人的儿子着急了，质问我为什么眼看好些了，又开始流脓，我告诉他这是个修复过程，因为老人的脚烂得比较深，深层修复时都会有毒素外排，这样的反复是正常的。

经过一个月的调理后，老人的病情明显好转，双足创面全面收敛、愈合，老人和她儿子一再表示感激。在调理过程中，我有意让她儿子学会了香灸和贴膏方法，之后让他们带着刘氏圈疗药品回家自行调理。

说实在的，我也没想到这位老人这么严重的病情能如此之快地好转，大家都知道糖尿病病人免疫力很差，体内的毒素比较多，微循环和修复能力差，所以一般的疗法难以见效。以前常听说刘氏梅花香消炎杀菌、修复作用极强，这次我是真正体会到了，亲自验证了，我真的从来没见过这么好的疗法和制剂。为一个病人调理治疗好疾患真的很开心，很庆幸我有缘结识刘氏圈疗，也感恩刘应凯老先生在我调理过程中给予的指导和帮助，这个病案让我再一次见证了刘氏圈疗三步法的神奇疗效。

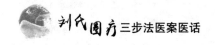

小儿感冒发热的调理

（学员梅琳达）

注：本次微信益课堂由广州加盟者梅琳达分享她应用刘氏三步法为女儿调理感冒发热的案例，经验珍贵，方法实用，对广大年轻妈妈们十分有益。

我叫梅琳达，是比较早学习刘氏圈疗的学员，并已成为刘氏圈疗的加盟者。虽然在刘氏圈疗西安总部学习的时间不长，但是刘应凯先生以及各位老师的悉心指导已植入心底。我一直遵循刘先生倡导的工匠精神，在实践中不断熟练和强化刘氏三步调理技法，不断积累和总结经验，为病人做好调理的同时，也为家人的健康建立了一道安全屏障。

孩子还在儿童期的家长朋友都有体会，没有什么事儿比孩子生病更闹心了。心里没着没落的干着急，不知如何是好。尤其是遇到发热，当孩子高热到 39℃ 以上的时候，更是心急如焚，可偏偏发热又是小孩子最常见的病症。

引起小孩发热的原因有很多，比如说出疹、出牙、感冒、积食、外感风寒、病毒感染等，都会引起发热。当碰到小孩发热的时候，一定不要着急，我们首先要了解原因，弄清情况，进而对症下药，标本兼治，帮助孩子缓解、消除病症。中医认为，感冒是外感邪气引起肺卫功能失调所导致的一种常见的内科疾病。

由于受到的病邪不同，加上每个人的体质差异，感冒又常常分为风寒、风热和暑湿三大类，但最常见的是前面两种。儿童感冒发热是小儿内科的常见疾病，一般来说，即使不吃药，只要多喝水，护理周到，大多数孩子一周左右也是可以自愈的。不过由于小孩子脏器尚未发育完善，对疾病的耐受（抵抗）能力较弱，因此病情变化往往会非常迅速，所以即使是轻微的感冒，家长也不能掉以轻心。

一般来说，小孩的发热会经历这样的顺序：首先是发冷，然后是发热，第三是出汗。当然，并不是每个孩子的发热都会按照这样的顺序进行。有的孩子不经过发冷阶段而直接发热。家长们要注意的是，如果发热的同时伴有发冷症状，大多数会出现高热，往往会高烧到39℃左右。

如果孩子发热时手脚是热的，手脚没有冰冷状况，我们一般不用太担心。因为这种情况下，孩子通常不会发生那种特别严重的高热。但万一孩子发生高热，烧到39℃以上了，我们家长就必须要考虑给孩子吃退热药。而且吃完退热药之后，要尽快将孩子送医治疗或者以中医药外治法调理。假如只是烧到38℃左右的话，我就不建议给孩子吃退热药，最好是让孩子自行痊愈或者是选用中医药外治调理，比如说用刘氏三步法来调理。这样可以增强孩子的免疫力，以后对感冒等常见疾病的抵抗力就会提高。

往往在气候变化、季节更替的时候，小孩子容易发生感冒。常见的感冒发热我们一般会对症处理，通常是以口服退热药或者打退热针为主。但是由于孩子小，常常不配合，呕吐不能服药，或是家长考虑到药物会产生一定的毒副作用，越来越多的家长希望有更安全、更便捷的方法来调理孩子的感冒，我应用刘氏三步法为女儿调理感冒发热就是一次成功的经历。

就在10天前，我女儿突然感冒，晚上九点半开始发热，体温38.5℃，手脚发烫，但是精神状态尚好，可以正常入睡。因为是夜间，女儿已经入睡，我觉得不需要马上送医治疗，可以等到

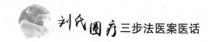

次日天亮之后看情况再定。我开始用刘氏三步法为她进行调理，给她额头上贴敷了刘氏药膏，让她喝些温开水，并用温水给她擦手心、脚心，进行物理降温。

夜里继续观察，她的体温后来基本上稳定在38℃～38.5℃之间，手脚也一直是温热的，我知道在这种情况下，是不用太担心的。在这里也提醒各位家长，如果遇到孩子在夜晚感冒发热，或者因为其他原因不方便立刻就诊的，不要马上乱了手脚，可以观察孩子的情况，综合判断是否需要立即送医求诊。

第二天一早，我把女儿带到我的工作室，正式应用刘氏三步法为她调理。第一步是按、压、揉，第二步是梅花香灸，第三步是贴敷刘氏家制膏药。通过按揉疏通穴位，找到痛点，香灸的时候就可以重点灸这些痛点。在培训班上大家都学过，对于发热、怕冷、浑身乏力的感冒患者，穴位选择至阳、大椎、风府；如果有咳嗽、嗓子疼，再加上肺俞、风门、天突；如果感觉前额紧痛、头痛、流鼻涕、打喷嚏、鼻塞，再加上印堂和太阳。每个穴位香灸5分钟左右，灸完贴上刘氏家制膏药。

我女儿的情况属于风寒感冒，我首先为她按揉了至阳、肺俞、大椎，又做了整个头部的按揉与提拉。按揉完之后，开始进行梅花香灸。香灸时选择的穴位比较多，因为我不仅想把她的体温降下来，我还想趁这个机会把她的咳嗽、头痛以及其他的一些问题同步调理好。穴位主要选择至阳、肺俞、风门、大椎、风府、天突、印堂、太阳。香灸的时候，梅花香的香头开裂得非常厉害，这就说明体内的风寒比较重，通过香灸把邪气排出来以后，身体就会更快地恢复健康。

做完香灸之后，我在她的肺俞、天突和额头上贴了刘氏膏药。整个调理过程持续了大概两个小时，这时候孩子的体温基本上已经恢复正常了。为了进一步巩固疗效，第二天我又给她调理了一次。按揉、香灸调理之后，再次贴膏药的时候发现她背部起了很多小疙瘩，她说感觉非常的痒。其实这正是排风排寒的好转反应。此时如果能继续调理，身体状况会得到更好更快的改善。因此，虽然女儿说她已经痒得受不了了，但是我仍然给她贴上了刘氏家制膏药。这次贴了两天之后才洗掉，洗完之后发现原先起疙瘩的地方已经没有了，皮肤变得很光滑，发痒的症状也消失了。

就这样，我依照刘氏三步法的操作标准为女儿调理了两次，她的感冒彻底治愈了，咳嗽等症状消失，胃口也变好了。

按：梅琳达用刘氏三步法快速地调理好了孩子的感冒发热。不仅如此，孩子的胃口也变好了，整体的健康状况都得到改善。这个案例再一次用事实印证了刘氏三步法点、线、面结合整体调理治疗疾病的效果。"点"就是阿是穴，即痛点或病灶处，"线"是指相关经脉、经络，"面"则是指人体整体。用好了刘氏三步法，祛除了瘀、滞、堵，身体的免疫力自然就会增强。

陈年肩周痛的调理

（学员阿萍）

在圈疗技师的队伍里，我还是一名新手，能力还远远不够，但我在临证实践中深深感受到，一个好的疗法既能为病人解除痛苦，也能使调理师本人在调理治疗过程中获取经验，得到为患者解除病症的快乐，刘氏圈疗三步法的确是一种简单易学、效果明显的好疗法。

今天在这里与大家分享的是我前不久刚刚接手的一例陈年肩

周痛病案，患者是一位73岁的老人，经我师傅介绍找到我。老人来后坐立不安，述说肩周疼，手臂疼，臂不能抬，手不能动，夜不能眠。我为老人诊断后，发现他有一些局部的受风症状，手臂经络多处堵塞。初次交谈过后，老人对我是否能调理好他的手臂很是担心，他是在我师傅的劝说下才抱着试一试的心态来的。我也觉得调理这种陈年性肩周病难度较大，我师傅说只要按照刘氏三步法的操作标准认真调理，定有效果。

老人本是一位性格开朗的人，由于长期的病症使他心理压力很大，心情不好，容易犯急。我劝说老人不要急，我会尽力给他调治，但是要想治好病，需要医患双方的配合。老人还是持有怀疑态度，说："你要是能给我调好了，给你送锦旗！"可见老人内心是多么希望能够将手臂调理好。

第一次施行揉术调理时，老人连连喊痛，还说要是知道这么痛就不来了。我耐心地给老人解释："不通则痛，就是因为瘀、滞、堵才造成手臂的疼痛，要想解除病症必须先化瘀解堵，调理完后您就会感受到变化。"老伯一边皱着眉头忍着痛，还一边说笑："到了这里就只能听你的了。"揉术之后我从至阳开始到整个手臂进行香灸，特别对大椎、肩井重灸，然后对肩井和手臂贴膏。

第一次三步法调理完成后，老人感觉尚好，表示还会再来。调理进行到第四次时，老伯说手臂疼痛缓解多了，吃饭也有胃口了，重要的是心情和精神改善很多。老人来进行第六次调理时，突然对我说："我说过，你调理好我的手臂的话，我要给你送锦旗来着，今天带来了，特意为你订制的。"我当时很意外，老人怎么还真的给我送锦旗呢？我是个新手，在圈疗的路上刚起步，怎么敢接受锦旗呢？老人说："阿萍，我的手臂好多了，非常感谢你！你学的这个三步法还真管用！"

　　按：当我们听到阿萍在大课堂分享她的调理体会时，听到从我们刘氏圈疗中心走出去的学员在实践中取得了各种成绩时，我们都由衷地感到开心和欣慰。我们希望今后有更多的优秀学员回到我们的大健康讲堂中，将自己在实践中的心得和收获与大家分享，大家互相交流，互相勉励，在为社会大健康事业服务的岗位上取得更大的成绩。近年来，从全国各地来求医的，学调理技法的，申请加盟的，咨询健康养生的，大家组成了庞大的"圈粉"队伍，这些通过自医自疗赢得了健康的人口口相传，把刘氏圈疗传到了大江南北，传遍了缤纷杏林。使刘氏圈疗这个"圈"越来越大，不断向外辐射、扩大，成为推动全民大健康事业的有生力量。

脚踝扭伤案

（"圈粉"吴莉）

　　大家好，我是家住西安的"圈粉"，我叫吴莉，今年46岁。我在今天的益课堂和大家分享一下刘氏三步法调理好我脚踝扭伤的经过。

　　2018年4月3日，我和朋友们一同外出旅游，下午返回时一不小心在小河边的石缝里扭伤脚踝，当时疼得无法行走，在朋友的搀扶下才上车返回家里。回到家后已是傍晚，不方便去医院，便自己抹点红花油揉搓了一下，但作用不大，扭伤部位又红又肿，疼痛不减。无奈之际，想起家里有以前备的刘氏药膏，找出来一看，因搁置时间长了有点发干，便用开水稀释了一下，涂在引纸上，贴敷了伤处。当晚疼痛有所缓解，睡眠没有受到太大的

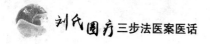

影响。

次日晨觉得疼痛大为缓解，揭开膏药一看，红肿已消退大半，我用梅花香和药膏有两三年历史了，才发现原来刘氏药膏还有这样的功效！我试着走了几步，感觉可以慢慢行走，便决定到圈疗中心调理治疗。那天到圈疗中心正好赶上刘应凯先生在场，他亲自为我检查调理。他做揉术时说脚踝部位的肿胀虽然已经消解大半，但扭伤造成的经络结节还在，因此对踝关节筋结点和脚趾末梢等重点部位做了特别细致的按、捏、揉，然后施以香灸、贴膏。整个三步法调理完毕后，我当即感觉脚踝变得灵活了，疼痛感完全消失，迈步、行走自如。

通过这次自己亲历的调理过程，我切身感受到了三步法揉术的疏松、疏通、抻筋拔骨作用，梅花香灸的温经通络、散瘀止痛作用，以及刘氏药膏透皮吸收、利湿消肿的功效。

按：脚踝扭伤是生活中常发生的事，可能很多人都遇到过，即使没有发生在自己身上，也一定看见过身边的人扭伤脚踝。看起来这似乎不是什么大病，但事实上如果第一次处理不好，以后很可能会造成习惯性的脚踝扭伤，所以我们在处理扭伤的时候一定不能掉以轻心。

崴脚后先待在原地不要动，把受伤的部位放平，不要使其受力，等剧痛缓解后轻轻扭动受伤的部位，如果能动，说明你只是软组织损伤，如果剧烈疼痛无法扭动，那就说明有骨伤，应尽快去医院治疗。

肩周炎案

（学员谢维萍）

　　我叫谢维萍，来自余姚市泗门镇，是刘氏三步调理法培训班第二十二期的学员。我是在我师傅的引导下接触并走近刘氏圈疗的，通过参加培训学会了刘氏梅花香灸技法，进而在我家乡开建了加盟店。之前是因为自己身体不太好，一直在学习使用刘氏梅花香自医自疗，梅花香灸让我的身体变好了，给了我信心，于是我就在师傅的指导下做起了梅花香灸。今天给大家分享的是一个调理肩周炎的案例。

　　记得那位肩周炎患者走进我们店时手臂疼痛挺严重，抬不起来。诉说疼痛严重，夜晚无法睡觉，着急地问我有没有把握把她的手调理好。我和她聊了一会，对她的病情大致有了个了解。之前她刚去余姚医院检查过，医院给出的结果是她的手臂肌肉损伤严重，说她的手臂需要动手术，手术后还要到康复治疗中心做康复。这位女士是某公司的领导，工作繁忙，没有时间住院，更没有那么多时间去做康复，便四处打听有什么地方可以调理好肩周炎，后来听我一个朋友介绍了刘氏圈疗法，就抱着试试看的心态来到我这里。

　　我当时就用三步法为她调理。这个患者的病不轻呢，我严格按照培训班上学到的技术标准做好揉、灸、贴的每一步，但调理几天之后没有明显的变化。患者不满意地说："我已经做了好几次了，为什么没有好的感觉？疼痛也没有减轻？"我说："你的肩周炎是陈年旧病，又发作得厉害，刚做几次就想有明显变化是不可能的。需要一段时间的调理，至少一个疗程才会有改善的。"我按照培训班上学到的技术手法，对患者臂膀、后背、颈椎等部位施以揉术，重灸肩井部位，并逐渐开始贴膏。当调理到第七次的时候，患者感觉疼痛减轻，手臂抬举的幅度增加。

一个疗程结束后，患者说整体感觉好很多了，表示要坚持第二个疗程的调理。患者病情的改善也增加了我的信心，我相信用刘氏三步法一定可以把她的手臂彻底调理好。

老年性骨关节疼痛案

（学员蔡医生）

注：蔡医生是 2018 年刘氏圈疗第十八期培训班学员，加盟刘氏圈疗后在湛江市开建了自己的工作室，加盟之后不长的时间里便调理了一些有痛症的患者，本次为大家分享的是她近期调理的一个膝关节积水的案例。

患者姓莫，是一位 73 岁的老年妇女，因膝盖刺痛，行走不便，夜间难以入眠。我和她一边交谈一边进行触诊，发现老人左膝积水较严重，右膝有刺痛感，并患有颈椎增生，这样的状况自然是行走困难、夜不能眠了，我依据刘氏圈疗三步法的原则为她制订了调理方案。

我首先调理疼痛严重的右膝，从膝关节的痛点到脚底进行揉术、香灸、贴膏，经过几次调理后，患者睡眠明显改善。接着，针对患者颈椎增生问题进行调理，香灸大椎、至阳和膝关节、脚底。经过一个疗程调理后，疼痛有所缓解。

第二个疗程重点调理膝关节积水，主要以香灸、贴膏化瘀消炎。调理两个疗程后，老人双膝积水情况大为改善，行走不再那么艰难，自己处理家务、下楼买菜都没有问题了。过了一段时间后，老人还专程来工作室表示感谢。

工作室建立几个月来，我应用刘氏三步法调理了很多患者，大都反馈效果很好。

头痛、偏头痛的调治

（加盟医师刘医生）

注：2018 年 8 月 9 日益课堂的讲课人是来自北京的刘曦文医生，她在文中分享了她在临床中使用刘氏三步法调治头痛、偏头痛的案例和心得。刘曦文是中医理疗科资深大夫，现任北京某三甲医院理疗科主任，拥有自己的研究室和诊所，临床经验非常丰富。同时，她也是刘氏圈疗的资深老朋友，多年来一直坚持使用和推广刘氏三步法，在当地有良好的口碑。她的讲解生动活泼，深入浅出，通俗易懂。

我在临证中应用刘氏三步调理法以来，切实感受到了这项民间绝技的良好效果，这项技法虽说是简单的三步调理，应用中却是变化多端，能有效调理多种慢性病。今天我根据自己的临床实践聊聊如何使用刘氏三步法调理头痛、偏头痛。

大家知道，刘氏三步法第一步是揉术。中医有一种理论叫"通则不痛，痛则不通"。揉术按摩的目的就是疏通，放松则通，揉顺则通，运动则通，把三者结合起来，就可以达到"通则不痛"了。

其次是香灸。中医有云："针药不及，灸之所宜。"可见灸可以起到散通瘀结、打通经络的作用。

第三步就是膏药贴敷。贴膏可以对瘀结再次进行疏通，将瘀堵物质拔出病灶，并通过药物透皮吸收，延长治疗时间，巩固和增强疗效。

明确了刘氏三步法的操作流程和作用之后，接下来我们就来看看如何利用刘氏三步法调治头痛、偏头痛。头痛、偏头痛是很常见的一种慢性病症，想必益课堂的学员们或大家身边的朋友们很多人都被头痛困扰过。头痛是临床上最常见的病症之一，从分类上讲有原发性头痛和继发性头痛，临床上常见的有风寒头痛、风热头痛、风湿头痛、肝阳头痛等。风寒头痛起病急，痛连项背，偏头或满头紧痛，恶寒，发热，鼻塞，流清涕；风热头痛起病也急，头痛而胀，甚至头痛如裂，面红目赤，口渴咽干，鼻流浊涕，或有牙痛；风湿头痛头部疼痛且沉重如裹，有紧缚感，四肢困重，胸闷纳呆；肝阳头痛头部胀痛而晕，痛处多在偏侧或巅顶，有搏动感，性急心烦，失眠多梦，头重脚轻，面部烘热，耳中蝉鸣。

大家可能都听过这么一句话："头痛医头，脚痛医脚。"这句话常常用来形容庸医的治疗思想和行为，就是说医术不高的医生在诊治患者时只关注局部，而不懂得从整体上寻求病症的根源。与此相对应的还有另一种说法，叫"头痛医脚"，以此来印证良医的高明之处。那么大家就会问了，治疗头痛时按摩手臂、揉捏腿脚能起什么作用呢？

我在临床中经常遇到各种各样的头痛患者，从中医诊断上来说，有血瘀型、气滞型、气血虚型等；用现代医学表述，有神经型、血管紧张型等。如果仅限于这样认识头痛的话，我们可能忽略了一个问题，这是我自己非常注重的一个点：经络。经络是我们中国人特有的"人体解剖学"，它与西医的解剖学一样，是治疗的根本，我们应该如何通过经络的走向来了解人的头痛现象呢？

大家在生活和工作中常会遇到偏头痛者，有的病程还很长，一痛好几年，我甚至见过十多年治不好的偏头痛患者。这种侧面的头痛与胆经、三焦经的关系非常大，大家可以看看胆经、三焦经的运行图，看图后会发现，胆经正好经过我们头部的侧面，而且还转了好几个圈儿。偏头痛一般会发生在晚上，或者是晚上会加重一些，有这种症状的朋友，可以在三焦经、胆经上寻找瘀堵的地方进行按揉。一般三焦经当令的时间，也就是气血旺盛的时间是在晚上的9点到11点，胆经气血旺盛的时间则是在夜里的11点到1点。

弄清楚了这些，接下来我们就可以探查瘀堵的具体部位。一般来说，三焦经容易发生瘀堵的地方是四渎穴和消泺穴。偏头痛者，这两个穴位经常会痛不可触，找对位置之后就可以进行揉按疏通了。胆经容易发生瘀堵的地方是风市穴、悬钟穴、临泣穴，这几个穴位对于治疗偏头痛效果非常好，按揉刺激后能快速缓解症状。大家以后可以自己慢慢实践体会，就能逐渐有所感悟。

还有一些朋友的头痛会出现在巅顶，也就是头顶中央，这种头痛主要跟情绪有关系。这类与情绪相关的头痛，实际上是跟肝经有关，因为肝经走到头顶处正好与督脉交会于百会穴。所以有些人的头痛就出现在百会穴周围。那么调治这种与情绪密切相关的头痛，再选择三焦经和胆经就不适合了，应该选用肝经进行调

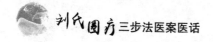

理，就能很快缓解症状。

选择肝经上什么穴位才能达到最佳效果呢？那就是阴包穴和太冲穴。这两个穴位是肝经上容易发生瘀堵的地方。在临床实践中，我一般是先揉按阴包穴，再揉按太冲穴。因为阴包穴的痛感下降之后，再按太冲穴的时候就会有所反应了。在过去，许多人一般都是自学中医，通过自己的体悟，然后靠自己在实践中理论结合实际，不断地积累临床经验。而当今多数人都是忙于工作、生活，没有时间和耐心琢磨这些，希望有一种简单、实用而有效果的治疗方法，刘氏圈疗三步法就是这样一种方法。刘氏三步法用揉、灸、贴手法疏松这些瘀堵的部位，活血化瘀，调治方法并不复杂，揉、灸、贴灵活应用，综合起来调理治疗头痛快速有效，就这么简单。

上面我们说了侧面和巅顶的头痛，还有一种临床中常常遇到的是前额头痛。

大家看过经络运行图就知道，胃经在我们的额头、眼眉上方有所分布，这个区域也是容易发生头痛的地方。有的朋友可能遇到过这种情况，夏天如果冰镇啤酒喝多了，到第二天会感到头痛欲裂，这种疼痛往往是前额痛。这是为什么呢？因为喝冰镇啤酒喝得胃受寒了。还有的年轻女性夏天爱吃冰激凌，也常常会在这个位置头痛。那我们该怎么办呢？就得疏通胃经的瘀堵部位，一般多是髀关穴、丰隆穴、梁丘穴。多数人髀关穴都会在按揉时出现疼痛，所以，我们通过揉按刺激髀关穴，就可以起到立竿见影缓解前额头痛的作用。

一般来说，前额头痛大多数都是由于胃寒造成的。因此，胃寒的人我建议可以香灸一下，通过香灸的热传导驱除体内寒凉，理脾和胃，使脾胃健运，六腑通畅。

除了上述三种头痛的症状，还有一种后头痛的情况。有一次一个患者对我说："我不是前额头痛，不是巅顶头痛，也不是偏头痛，我是头的后面痛，痛起来很难受。"

所谓后头痛就是俗话说的后脑勺痛，造成后头痛的原因是什么呢？我们稍作分析就明白了：一般后头痛都伴随着相应的症状，比如脖子发凉、发硬，头发沉，还有的人会感觉发冷或者发热，这是风寒侵袭体表引起的感冒的表现。

这种情况一般都发生在膀胱经上，所以对这类头痛我们可以先刮痧，或用梅花香灸大椎、肺俞，疼痛就会快速缓解了，最后我们可以再贴上膏药。一般膀胱经容易瘀堵的地方是昆仑穴，还有小腿部位，在疏通这两个地方之后，多数人就能解决后头痛的问题。

通过观看经络运行图，结合我前面对几种头痛原因和调理方法的讲解，大家发现没有，每条经络容易瘀堵的地方，都是刘氏圈疗技法上要求我们重点按揉疏松的地方，这也是刘氏三步法为什么强调要先按揉疏松的重要原因所在。

弄清楚了可以通过按揉疏通经络瘀堵的地方，也就明白了我们该香灸什么地方。我一般会侧重这几个穴位，首先以阿是穴为主，也就是痛点、病灶处为主，然后加上百会、大椎、印堂、太阳，以及攒竹、率谷、风池、风府等穴。同时，再配合身体上的一些重要穴位，像至阳、命门、长强、神阙、涌泉等。

最后是贴敷刘氏药膏，在临床上，贴膏部位要灵活应用，根据病症的不同，贴大椎、太阳、印堂、鱼腰、迎香等穴。对患有高血压的病人，我除了给他大椎上贴膏药，还会在他小腿上贴膏药，这样可以起到引火归原的作用。只要我们在临床实践中多留心多观察，就能逐渐积累经验，慢慢就会有更多的发现。

好了，上面给大家介绍了常见的头痛症状，临证过程中根据经络所走的路线，根据造成前额头痛、偏头痛、巅顶头痛以及后头痛等症状的经络不通、瘀堵部位的不同，只要我们侧重于一个点或几个点，就可以应对相应的病症了。

刘氏三步法是我目前见到的最简单、最方便的调治方法，不管你懂不懂医学，都可以学习操作应用，能够立竿见影地解决问题。从治法上讲，它又是一个综合全面的完整系统，通过揉按、香灸、贴敷配伍组合，可以应对很多病症。我非常感谢圈疗发明人刘俊岑老人和刘氏圈疗传承人刘应凯先生，以及推广中心的员工们，更感谢聆听我讲解的战斗在临床一线的各位同行们，让我们一起努力，用刘氏三步调理法帮助身边的所有病人，使他们早日恢复健康。

第三节　圈疗推广纪实

（本节为圈疗推广传播中心提供的纪实节选）

深圳圈疗热

深圳的圈疗热由来已久，早在十几年前就经常有人不远千里来西安找刘氏圈疗求治，有癌症患者、骨病患者、妇科病患者等，有的重症患者转危为安，有的多年顽疾得以治愈，他们以自己的切身变化见证了刘氏圈疗的调理治疗效果，由此口口相传，使深圳这块改革开放的热土成为刘氏圈疗传播推广的前沿。后来，深圳一家健康咨询公司率先加盟刘氏圈疗，建立了尘香阁养生馆，主打刘氏三步调理法。圈疗推广中心自然是全力支持了，在他们开业之前，刘应凯先生就带队来协助指导，从店务管理、人员培训、操作技法等方面一对一深入培训。

尘香阁自 2016 年 9 月正式开业以后，方便了当地群众调理治疗，以良好的疗效赢得了群众的信任，赢得了市场，不仅使刘氏圈疗在当地广为传播，还引来了一些香港患者慕名前来调治，赢得得了良好的口碑。目前，尘香阁已吸纳会员若干人，一些香港患者也加入进来。

香港来的患者中有一位曾先生，和刘氏圈疗的缘分颇为传奇。他是典型的港澳地区痛风病患者，深受病痛困扰，三年多时间里找了很多香港及内地医院专家求治，均无好转，为此苦不堪

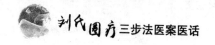

言，后来听到刘氏圈疗加盟店开张的信息，便赶来一试。

曾先生第一次来尘香阁时，恰逢刘应凯来深圳在店里传授三步法，刘应凯听了曾先生的病情后便亲自为他调理治疗，并制订了应对方案。在尘香阁进行了一个多月的专业调治后，曾先生多年的顽疾竟奇迹般地缓解了，疼痛消失了。同时在刘氏三步法"三分治，七分养"理念的调治护理下，曾先生不仅痛风症状大为缓解，身体整体状况也有所好转，与治病之前判若两人。曾先生回到香港以后逢人就说刘氏三步法太好太神奇了，是他多年来四处求医遇到的最有效果的疗法。经曾先生在香港宣传，香港的几位痛风病及风湿病患者也来到深圳，找尘香阁求治，同样解除了困扰多年的顽疾。

还有一位强直性脊柱炎患者，在经过刘氏三步法调理后，病情明显缓解，与其爱人夫妻二人双双办卡成为刘氏圈疗铁杆粉丝。这样的例子很多，刘氏圈疗能在深圳扎下根来并开花结果，靠的是实实在在的疗效。

尘香阁秉承刘氏圈疗"圈济众生，孝慈天下"的医术医道，做事十分努力，刘氏圈疗推广中心也有意把这个地处改革开放前沿的加盟站打造成加盟站中的旗舰，因而在这里倾注了更多的心血。

2017年2月10日，春节刚过，刘应凯便率领圈疗技术骨干再次入驻尘香阁，对该店全体员工进行全方位的培训，并以"惠民生，促健康，进万家"为主题，走进社区，举行义诊，进行各类主题培训，现场调理治疗各类病患计60余例。

那几天从早到晚，尘香阁店内外热闹非凡，求医者、咨询者络绎不绝，刘应凯带领圈疗技师们和尘香阁员工们忙碌不停地为求治者调理治疗，还是显得应接不暇。很多人是听到圈疗传承人刘应凯来深圳了，特意赶来，希望刘应凯能亲自为自己调理治疗，怎能让他们失望呢？已是古稀之年的刘应凯连续忙碌了一上午，一看等候的人还排着长长的队伍，只好放弃午休，扒拉几口盒饭接着应诊。就这样，在众人的瞩目之下，一个又一个疾患缠身的病人，上至耄耋老人，下至八岁女童，有骨关节疼痛多年不愈的，有重感冒高热不退的，有痛风发作行走不便的，有突发眼疾视力模糊的，都在刘氏三步法——揉术、香灸和贴膏中得到调理和治疗。

2月13日下午，圈疗团队在海裕社区举办了一场刘氏三步法健康大讲堂，社区和街道群众闻风而至，把小广场围得水泄不通。人们对不吃药、不打针，还能一学就会的刘氏圈疗三步法怀着浓厚的兴趣。讲完课之后，刘应凯现场为几个肩痛、腰腿痛的居民调理，大家看到刘应凯施展刘氏揉术，不到十分钟就解决了患者病痛，连呼神奇。这种立竿见影的效果将气氛推向高潮，更多的人纷纷涌向前台要求体验。刘应凯和技师们一刻不停地忙碌也难以满足大家的需求，于是便把刘氏家传的保健操教给大家。返程的路上，意犹未尽的人们仍追着刘氏圈疗团队问这问那。

在此期间，圈疗团队帮助深圳尘香阁负责人对街道和社区资源进行调研和分析，与所在的永丰社区达成合作，联手在海裕社区下属的4个社区工作站建立刘氏三步调理法体验中心，并对尘香阁重点客户进行了回访维护，为尘香阁的持续稳定发展凝聚了力量，奠定了基础。尘香阁负责人梁总的女儿还不到20岁，亲身经历了这一幕幕，深为感动，对刘氏圈疗满怀希望和信任，决定把推广传承刘氏圈疗作为自己的事业和理想，随圈疗团队赴西安总部深入学习刘氏三步法技术标准。

2018年6月23日，"中医药民族医药诊疗技术大会暨中医药

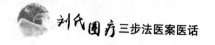

民族医药科技成果创新展示推广会"在深圳隆重召开。

　　这次大会是以弘扬民族医药文化，发展民族医药产业，加快民族医药科技成果转化进程为宗旨，为广大生物科技企业和中医药企业、院所、机构提供交流、合作、共赢的平台。同时，本次大会主要内容还包括普及民族医药特色技术与养生保健知识、名优医药现场采访报道及深化合作等，对于刘氏圈疗这个正在传承推广中发展壮大的民间中医药团队来说，是一个重要的展示家传绝技、寻求发展的机会。刘应凯率圈疗技术团队一行七人再次来到深圳。

　　开幕式在深圳清华大学研究院二楼多功能厅展开，深圳清华大学研究院分析测试中心主任唐旭东、深圳生命科学与生物技术协会秘书长王艳梅、中国民族医药协会副会长冯岭、深圳清华大学研究院中医药民族特色诊疗中心张学斌为大会作了致辞。开幕式后，与会人员参观了深圳清华大学研究院分析测试中心科技展厅，对于中医药科技成果的基础研发与测试有了更深层面的理解与认知。

　　作为这次会议的核心内容，当日下午的学术报告会及项目展示点评大会是重中之重，所有参会者都做了精心的准备，刘氏圈疗自然也是全力投入。这次大会除刘应凯本人作了主题报告以外，还有他新收的徒弟——四川凉山来的主任医师王振和刘应凯的师妹王玉玲，他们分别以刘氏圈疗的厚重历史和自己亲身验证的疗效向大会报告。正当团队紧张筹备时，刘应凯收的家在深圳的第四个徒弟罗忠医师也冒着大雨赶来助阵加油。

　　这次报告演讲非常成功，传承人刘应凯对圈疗做了提纲挈领式的整体介绍，然后由王玉玲从圈疗的传承历史、创新发展、调治方向及典型案例等方面作了详细报告，王振则以自己与刘应凯结识的传奇经历谈起，讲述了自己携癌症晚期的妻子到刘氏圈疗求医治病的过程，介绍了自己作为一名医生在学习、使用圈疗过程中的亲身感悟以及自己对刘氏圈疗医理的认识。

传奇的经历，真实的感受，实实在在的疗效，感动了与会者，引起一片热议。冯岭会长对刘氏圈疗比较了解，因此感受特别深，听完刘应凯报告后当即说道："刘氏圈疗是一项了不起的发明，我听说过很多刘氏圈疗治愈重大疾病的案例，我自己也曾在刘氏圈疗养生馆体验了 6 天，效果的确不错。"

当日晚宴上，有多位参会者与刘应凯进行了合作洽谈。翌日晨，商务洽谈与产品展示同时进行，各团队展厅异彩纷呈。而刘氏圈疗展厅里因为一支特别的队伍显得格外热烈，这支队伍是来自广州、东莞、惠州、深圳等四个城市共 15 人组成的"圈粉队"，大家兴奋地围着圈疗团队问这问那，排着队与刘应凯合影留念，引起了参观者对刘氏圈疗的热情关注。咨询了解刘氏圈疗产品的人围成一圈，有人要求现场体验刘氏圈疗的调理养生功效。刘应凯忙碌着一边解答提问，一边为体验者按捏经络穴位，进行调理治疗养生知识的传播。而圈疗妇科专家张大夫则为围着她的女士们讲解妇科保健知识和预防乳房疾病的方法，介绍线绳牵引式排毒丸剂的使用规则。

这时，大会主持人找到刘应凯，诉说他因连日操劳主持工作，嘴唇起疱并有点溃疡。刘应凯当即手持梅花香，为主持人现场调理，一桌两椅，一香一夹，用一张白纸一卷就成了一个简易排烟道，调理当即就开始了，刘氏圈疗简、便、廉、验的优势尽显。只见刘应凯将香尖对准主持人口唇部位，缓慢转动香棒，缭绕的烟雾中，香灸强大的收敛干燥功能以肉眼可见的速度使溃疡处发生着明显的改变：局部渗出很快减少、干燥，周边黏膜皱

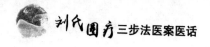

缩，颜色变浅……

当主持人感受到了疼痛的减轻，一再向刘应凯致谢，目睹这一系列变化的围观者发出啧啧赞叹。主持人刚刚离去，本会的另一位嘉宾——来自深圳大学的筋膜学研究学者王军也来到刘应凯面前，他带着自己的新著《筋膜学》来与刘应凯沟通交流，二人互赠了著书，表示有机会要进行更深层次的探讨与交流。之后，在一旁等候的一名来自南京的参会者抓紧机会与刘应凯进行商务洽谈。简单沟通后，双方约定，这位热心的合作者将很快安排时间到西安实地考察与体验。

这次会议，使刘氏圈疗热在深圳进一步发酵扩大。作为改革开放的前沿城市，深圳曾是全国经济发展的引领者，刘氏三步法在这块热土生根发芽，广泛传播，引领绿色养生健康新理念，惠及大众，服务民生，必将助力全民大健康事业发展。

圈疗在兰州

作为"一带一路"的重要节点城市，兰州自古以来就是西北的雄关重镇，亦是西北地区中医药文化蕴藏十分丰厚的中心城市之一。

2018年4月22日下午，伴着淅淅沥沥的小雨，刘氏圈疗推广中心一行八人踏上了兰州这片热土。简单的休整之后，就在夜色中前往会议室布置会议现场。虽然坐了一天火车，身体疲惫，圈疗团队却没有一点犹豫和迟缓，摆桌签、挂条幅、摆放宣传板、调试音响……一直忙到深夜，才在微凉的夜风中冒雨回到下榻的酒店。

翌日晨，小雨依旧持续，但前来参加培训的人员却未减少。

没想到会议室很快就挤满人，最后不得已加放了小凳子来安置持续涌入的听课人员，结果这个本该容纳三十人的会议室一下子挤了五十多人，使整个会场的氛围和热度也陡然升高。

开幕式简单而隆重，东道主惠民医药的总经理赵青女士发表了热情洋溢的欢迎致辞；刘氏圈疗传承人刘应凯先生作了重要讲话，对于刘氏圈疗的几种技法分别进行了阐述，回顾了企业的创新发展之路，展望了刘氏圈疗的美好未来；刘氏圈疗团队分别对创始人与企业文化、中医药创新项目——刘氏圈疗外治法的特色与优势，以及线绳牵引式排毒丸剂、刘氏梅花香等核心产品进行了详细介绍。

下午的会议安排应与会者的热情相邀做了临时调整，增加了现场香灸演示环节，现场与会者反响热烈，纷纷要求上场体验。紧接着的刘氏圈疗技法操作演示与互动，使大家零距离观察体验了刘氏三步法的功效，引发了深深的共鸣。圈疗团队成员轮番为大家演示和讲解刘氏圈疗技法，刘应凯一边回答与会者的提问，一边为身有疾患的人做简单的调理。现场有一位在当地颇有影响的企业家，患腰椎间盘突出多年，向刘应凯请教调理治疗方法。刘应凯当即为其施以揉术，十分钟过后，这位先生表示腰部疼痛明显缓解，整个人都轻松多了，感觉到了刘氏三步法的调理效果。不过，他不解地问："你一直给我按揉双腿，怎么把腰疼治好了？"刘应凯笑着回答："腰疼委中求。"引起一片笑声，大家在笑声中增加了对刘氏三步法的认识和信赖。

会议进入技法操作练习环节时，会议现场迎来更加热烈的高潮，所有人都投身其中，有的彼此互相练习揉术养护，有的手持香棒练习灸法，有的躺在床上学习抻筋拔骨操，还有的围着刘应凯问这问那……

　　与每次到外地传播推广一样，这次兰州之行同样也安排了社区义诊和展示活动。第三天清晨，圈疗技师们兵分两路来到铁路社区服务站，服务站里早有患者急切地等待着。刘应凯顾不得喘口气，顾不得擦把汗，当即开始对患者进行调理治疗。天气炎热，患者又多，刘应凯被患者围得密不透风，满面汗水，很快衣服都湿了，但他顾不得擦把汗，顾不得患者身上散发出的汗味、脚臭味以及伤口的脓血味，全神贯注地为每位患者精心治疗，并且对前来学习的医护人员进行现场临证讲解。从揉术选穴、手法的变化到香灸操作技法，以及香灸过程中通过皮肤反应辨病识病的经验，全都倾囊相授，毫不藏私。

　　下午，是刘应凯为基层医疗工作者准备的特别课程，他把针对多种疾病的临证经验和体会细心传授给他们，为大家提出的各种问题答疑解惑。炎炎夏季，刘应凯汗流满面，衬衫都湿透了。大家看到七十多岁的老人如此辛劳，过意不去，劝刘应凯歇一歇，但刘应凯看起来依旧精神矍铄，笑着对大家说："大家和我一起为推广传承刘氏圈疗而努力，我哪会感到辛苦呢？"说完又继续忙碌。

　　"孝慈天下，恩泽你我"，这正是刘氏圈疗的宗旨。

　　有一位前来考察刘氏圈疗项目的范先生，多年在兰州从事美容行业，为了将美容与养生很好地结合，他对诸多的养生项目进行了考察与比较。听说刘氏圈疗是有着近百年传承历史的中医药外治项目，心生合作之意，这次听说刘氏圈疗传承人亲自来到兰州，便专程赶来体验。

　　范先生向刘应凯诉说自己颈椎、腰椎疼痛多年，深受困扰，试过各种方法调理治疗都没有见效。刘应凯为其施行了揉术疏松，香灸大椎时，发现他没有任何体感，心里判定这是范先生体内寒湿过重造成的，当即改变调治思路，先领着范先生做抻筋拔骨操，刚刚做完第二节，范先生就全身出汗，手脚往外排寒。这才继续行灸，然后在其肩井、肺俞、臀部和小腿处贴膏。看似简单的三步法体验过后，范先生觉得肩膀不疼了，周身舒泰，当即向刘应凯表示感谢，说刘氏三步法按摩手法与他以往体验过的调理法明显不同，的确有效果，有特色，自己希望今后与刘氏圈疗合作。

范先生尚未离去，另一位在一旁观察等候的四十多岁的先生向刘应凯恳求道："我颈、腰椎疼痛持续两年多，肩胛部酸困难忍，伴有夜间双下肢发麻、发木，睡不好吃不好，请你一定要给我调理一下！"刘应凯触诊一番后，对他说这个病非一两次治疗能见效的，今后要在加盟站持续调理一个时期才行。然后和对范先生一样，用三步法调治了一番。患者当即感觉症状缓解，体感舒服，在加盟站预约了后期调理。

兰州行的另一项重要任务是为当地培训圈疗技师，所以，社区义诊刚一结束，圈疗团队就开启了培训班进程。和往期培训班不同的是，这次兰州加盟商选派的学员是清一色的基层执业医师，全部在社区卫生所工作，其中不乏临床经验丰富的中医主治医师，这样的学员组成在推广中心的培训史上是前所未有的。

面对这样一群专业素质高、医学理论扎实的医务工作者，刘应凯十分重视培训班的课程安排，调动总部技术力量开展全方位的培训工作。亲自安排课程，亲自授课，亲自为学员传授操作技术，并及时听取学员的反馈，调整培训方向，加强操作训练和技法的传授。针对学员中部分全科医生和妇科医生临床临证中常常遇到复杂多变的妇科疾病的现状，团队专门安排中心妇科专家进行了线绳牵引式排毒丸剂、腾包热敷临床应用的专题讲座。

短短五天的培训，学员们在这里不仅学到了刘氏三步法的医

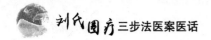

术，更学到了中国传统中医的医道。刘氏三步法之所以能推广普及，凭借的就是实实在在的疗效，这对于长年工作在临床一线的社区医师来说，掌握这一门简、便、廉、验、易推广普及的诊疗方法，无疑是一次重要的机遇。

作为西北地区中医药文化蕴藏十分丰厚的中心城市之一，兰州有着得天独厚的中医药文化氛围，刘氏圈疗走进兰州，受到了医界同行和主管领导的重视，受到群众的欢迎，此行不仅为兰州培养了一批圈疗骨干，也使圈疗走进大街小巷，使圈疗这个大众健康之"圈"在兰州渐渐形成。

泸州圈缘

因为相隔甚远的原因吧，以前泸州人对于圈疗一直是陌生的。直到 2018 年，在一个偶然的机缘下，因一个特殊的病人，泸州与圈疗之间架起了友谊的桥梁，这也促成了圈疗团队的泸州之行，使圈疗在泸州生根开花。

架起这座桥梁的是泸州地区妇联主任钟女士，钟女士不仅是泸州地区妇女联合会主席，还在一家健康集团担任领导职务，素来注重医疗卫生保健工作，她在亲身体验了刘氏圈疗的治疗效果后，就满腔热忱地把刘氏圈疗引进、传播到家乡，造福父老乡亲姐妹们。

2018 年 9 月份，钟女士突然发现自己患了乳腺肿瘤，瘤子个头还不小。肿瘤的出现让钟女士大吃一惊，她一向身体健康，身兼多职、工作繁忙却精力充沛，从没有力不从心的感觉，没想到突然会疾患缠身。发现肿瘤后，钟女士立即到当地医院治疗，一段时间里又换了几家医院，用了各种办法，但病情不见好转。后来听朋友介绍了刘氏圈疗，就赶赴西安到刘氏圈疗中心来求治。来到调理中心时，钟女士全身明显肿胀，脸色发青。讲述了自己的病况后，钟女士说如果仅仅是瘤块的话，她还不会这么紧张，关键是血糖过高，体重猛增，这些症状让她特别担心。而且患病几个月来，当地医院和钟女士所在公司的医院都积极想法治疗，但没有什么效果。

中心医师触诊后发现，钟女士左侧乳房有一个4cm左右的瘤块，局部触痛明显，瘤体周围有炎症和瘀肿。针对钟女士的病情，中心制订了三步法调理治疗方案，以揉、灸、贴化瘀消炎。调理进行到第三天时，患者身体就有了较明显的反应，尤其是颈部，包括大椎、乳腺区，反应非常大。钟女士连连说没想到圈疗这么神奇，对进一步的调理治疗充满信心。

一个疗程结束时，钟女士的乳腺结块明显缩小，颜色变淡，体重也由原来的125斤降到110斤，饮食和睡眠得到改善，体力增强。在调理治疗疾病的过程中，体质变化是最重要的变化，在此前的几个月里，钟女士连续进出各家医院不断治疗，整天躺卧病床，活动少，加之忧虑甚重，导致情绪低落，体重增加。在刘氏圈疗只调理了15天，这15天里，她的身体发生了根本性的变化。

钟女士回到泸州后，她的家人、同事和朋友们都非常惊讶，钟女士面色荣华，精神焕发，体形恢复到生病以前的样子，到外地治疗了半个来月会有这么大的变化！一时间，钟女士所在集团及下属同仁堂的同事们口口相传。是一个什么样的疗法，能在短短的时间内让一个人的体质发生如此大的变化？不仅遏止了病症发展，还增强了体质。泸州人对刘氏圈疗充满了好奇，议论纷纷。钟女士在集团会议上提出与刘氏圈疗合作，将这种好技法引

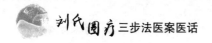

入集团国医馆，为当地群众提供方便。

就这样，2019年1月7日，受钟女士的邀请，刘氏圈疗推广中心组织了一个技术小组来到泸州，通过培训、交流，将刘氏圈疗三步法的操作技术传授给当地医院、医馆的医务人员。

第一天的培训课程安排了一堂为钟女士现场调理的实践课，让大家观摩乳腺肿瘤的调理过程，这是经钟女士同意之后安排的，为了让自己医馆员工们多一次现场学习的机会，钟女士甘愿充当病患模特。

这次调理采用的是圈、灸、贴疗法。经过在西安半个月的调理，钟女士以前红肿的乳腺部位已经变小变软，病症比较稳定，需要通过画圈、香灸进一步排毒。画圈、香灸过程中，钟女士的耳朵微微发红，乳腺的内侧也出现红、痒状态，这是正常排毒现象。

当时在调理现场观摩的有几个当地医院和国医馆的医生，她们之前都为钟女士调理治疗过，对她的病情十分了解。此时看到钟女士的变化很是吃惊，这也引起了她们对圈疗的热切关注，因而每个人的学习热情都很高，都想掌握刘氏圈疗操作技术。

泸州国医馆有个姓刘的年轻医生，一直全神贯注地盯着画圈、香灸的全过程。实践课刚一结束，她急切地找到圈疗妇科专家张大夫询问，说自己以前主要就是做艾灸的，她们国医馆还特别引进了一个现代化程度很高的艾灸仪，用很粗的艾条施灸，前一段时间给钟女士治疗时主要就用这个艾灸仪。但自从钟女士从西安带回来刘氏梅花香后，她对艾灸的认识被颠覆了，原来艾灸有这么神奇的作用，她表示自己已经下决心要学好刘氏梅花香的操作应用。晚间，听小刘说自己脾胃一直不太好，张大夫抽空给她做了几次脾胃俞调理，小刘感觉到了脾胃的改善，对刘氏香灸更是好奇了。张大夫告诉她，这是因为刘氏梅花香是用家传秘方配制，穿透性和渗透性好，热能也更强。

第二天的实践课吸引了更多人。集团医院的王院长也抽出时间来观摩体验，对刘氏圈疗技术小组人员说自己胃不舒服，希望用刘氏三步法调理一下。王院长从医多年，临床经验丰富，大家都明白她是抱着一种检测刘氏三步法的心理来的。果然，王院长先是让本院的年轻医生给她做腹部揉术，然后说请圈疗技师也做一下，圈疗技师遵嘱为其做了腹部揉术。揉术完成之后，王院长当即对在场的学员说："不比不知道，同样是按揉，人家圈疗技师做了以后我腹部明显发热，右侧腹部的疼痛完全消失了，刘氏圈疗值得你们好好学！"接着，圈疗技师为王院长施灸，几分钟后王院长就感到了热能的传导，更加兴奋、吃惊，连连说道："真没想到，这小小一根梅花香有这么大的力量！"香灸完成之后，王院长率先和学员们交流自己的感受："之前的揉术是一个局部的选穴，而香灸影响和带动的部位更多，我能感觉到肠蠕动增强，整个胃脘部发热，前期腹部隐隐发疼的症状完全消失了，接下来的第三步贴膏，想必会使效果更加明显、更加稳定，这个三步法的疗效真的很好。"

经过亲身体验，王院长对刘氏三步法完全认同，表示要引进刘氏三步法，在本院推广使用。下午，她亲自带着他的几个学生一块儿来参加学习实践。

这一期泸州培训班，还有几个特别的学员，她们是专程从遵义赶来的。这里要给大家讲一下来泸州之前的遵义之行。就在上个月中旬，圈疗技术小组到遵义福善坊国医馆举办了一个短期三步法培训班。这家国医馆主要以传承发扬中医国粹为主，将中医的治疗、养生与教研融为一体，在心理调养及膳食养护等方面颇有研究。该馆治疗养护理念和刘氏圈疗三步法"调理中养生，养生中调理"十分吻合，双方有意进行深度交流。受其邀请，圈疗小组在福善坊国医馆做了几天实践与理论相结合的三步法培训，使遵义也有了一部分"圈粉"。"圈粉"的热情很高，学会了基本操作方法后，时常通过电话、微信咨询，坚持练习。这次得知刘氏圈疗又来到泸州，一些学员如钟茂春、李春梅、赵雅秀等都专门赶来进行复训。实践课程中，钟女士的亲身经历和现场调理，让她们真切地看到了刘氏圈疗的神奇效果，学习的愿望更加强烈。

前来参加复训的还有以前在圈疗中心参加过培训的学员，她们觉得在操作过程中常常出现一些疑惑，在揉、灸、贴过程中常常有一些微妙的变化，自己把握不好，效果总不是那么理想，这次特意赶到泸州再次参加培训。经过几天的实践理论辅导，她们说通过再次学习，感悟更深，知道如何观察和把握细微的变化，操作起来有方向感了。

刘氏三步法的特点就是这样，看似操作简单，并不神秘，但从认知到感知，要经历一个不断学习实践的过程，才能领会揉术的点、按、压、揉，以及灸法的温、热、刺、烫，而观察皮肤的热敏反应和准确找穴，更是要经过长期的磨炼和学习。

有一个学员初步掌握三步法之后，一直想为她母亲调理，但她母亲是一个很挑剔的人，一般的疗法不轻易接受，不轻易相信。她刚开始为母亲调理时，母亲对香灸的烟熏、膏药的味道都有些排斥，不愿意配合，为此，这个学员很苦恼。后来，这个学员把母亲带到西安调理中心，经圈疗技师调理后，她母亲后肩胛、背部、右侧腋窝等部位疼痛的症状当即减轻了。老人立刻表示:"这个疗法好,能治病,能养生,今后我就用它了。"这次,听说刘氏圈疗团队来到泸州,老人一大早从几十公里外乘车赶过来,技师现场为她调理治疗后,老人感觉疼痛顿失,全身舒泰。她情绪激动地对女儿说:"双双,这个疗法好!你学得还不到位,你一定要学好、学透、掌握它。"接着,老人拉着小组领队张大夫的手说:"大夫呀,我有个老姐们,宫颈癌手术后一直不好受,经常腿肿,治疗好几年了不见好转,整天喊难受,能不能让我把她带过来,你们给调一下?我这个老姐们不太相信别的疗法,只有我信了,她才会信。"

第二天一大早,医馆刚刚开门布置,两个老太太已经等在门口了。圈疗妇科专家张大夫亲自为这个老人调理。老人是术后一直没有恢复好,脸色灰暗,腰部第四、五节腰椎凹陷。张大夫在揉术过程中发现她的臂部发凉,肌肉松弛,便以下肢揉术为主。揉术之后,老人说腿部感到从来没有过的轻松。

之后开始梅花香灸,以腰部为主。刚开始,在温灸过程中老人的感觉不太同步,身体各部位发凉,在灸了大概十分钟之后,梅花香灸的热传导开始发生作用,热量很快传到膝关节。灸下腹和下肢时,张大夫特别细致,对丹田、足三里、涌泉等施以重灸、透灸。香灸完成后,老人通身温热,面部和手臂都有汗出。老人说:"我都有多少年没有出过汗了,感觉全身好轻松啊!"在老人腰部和下肢贴敷膏药之后,老人下床来回走了几圈,大家问她感觉怎么样,她高兴地说自己的腿从来没有这么轻松舒服过。

整个调理过程中,围在四周的学员们目不转睛地盯着。一边看张大夫的手法,一边观察老人的变化,听老人说了自己的感受后,都十分惊讶。症状这么严重的病人,就通过这么简单的三步

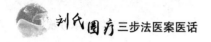

法调理治疗，短短时间内就有了这么明显的变化，大家从心底真正感受到了刘氏三步法的神奇功效。

在培训班的最后一天，有一个当地的姑娘前来求治。诉说患乳腺增生两年多了，四肢无力，精神倦怠，饮食、睡眠越来越差。张大夫为她诊断后发现她手脚冰凉，心理压力很大。便一面进行心理疏导，一面为她做三步法的调理。调理过程中发现她至阳和肝区、胆区有结节，把结节揉开以后，又对双下肢整体施以揉术。姑娘才20多岁，却异常怕冷，相对于西安来说，泸州的冬天并不是太冷，但她却长了好几处冻疮。姑娘说以前她的体质正常，患乳腺增生这两年来常常手脚冰凉，每到冬天手脚就会出现冻疮。

这天晚上，姑娘打来电话向张大夫反馈，说自己走回家以后，感觉手变温了，后背都出汗了，这是一种久违的感觉，两年来一入冬就要穿厚袜子、戴手套，身上从来没暖和过，手脚总是冰凉，她说三步法太好了，三步法给她带来了温暖，带来了希望。张大夫告诉姑娘，她的病还要坚持调理一段时间才能有彻底的好转，泸州的加盟店很快就建好了，以后就来这里调理。

圈疗团队在泸州只有一周的时间，每一天都在紧张而忙碌地培训学员和调理病人，当地的医护人员和学员们也同样是抓紧每时每刻学习领会，相互交流。一周的时间是短暂的，但圈疗却在此扎下了根，通过当地的国医馆传播光大，会有越来越多的人汇入圈疗这个大众健康之"圈"，刘氏圈疗将给多的人带来福音。

遵义收徒

2018 年 11 月 20 日，在第三十一期刘氏三步法培训班结业式上，有一位衣着时尚、精干利落的三十多岁的年轻人用"贵州味"普通话不疾不徐地讲述了自己学习的感受，表示通过一周的学习，自己对刘氏三步法非常感兴趣，希望加盟刘氏圈疗推广事业，在自己家乡推广刘氏三步法，为家乡父老带来健康。

这个年轻人叫项飞，他是贵州遵义市一家健康咨询公司的总经理，他来学习刘氏三步法不是简单地为自己和家人调理治病，而是想把刘氏三步法作为他公司的重要项目在当地推广传播，把加盟圈疗作为一项事业为之奋斗。

返回家乡后，项飞又数次来电表达自己与刘氏圈疗合作的愿望，可谓心诚意切。董事长刘应凯先生对这个聪明能干、立志为大众健康事业奋斗的年轻人颇有好感，安排了合作相关事宜。2018 年圣诞节前夕，刘应凯先生亲自带领技术小组赶赴贵州遵义市，来到项飞的福善坊健康咨询有限公司。

项飞是个行事干练、雷厉风行的人，自学习班回来后当即着手刘氏三步法的宣传推广，因而才相隔一个来月，刘氏圈疗在当地已经有很多人关注。他在得到刘氏圈疗推广中心的肯定答复后，便积极筹备，在圣诞前夕铺开了开业前的推广宣传。刘氏圈疗技术小组到达后，福善坊已是车水马龙，围者甚众。圈疗团队的主要任务就是为前来参观的群众现场义诊和培训福善坊员工，义诊中展示圈疗，实际操作中培训员工。显然，这种方式是在当地宣传、传播刘氏三步法的最好形式，同时也是圈疗人现场学习的好机会。

　　这次培训展示活动持续了 5 天，闻讯而来的群众把公司调理室、会议室、活动室都挤满了，颈椎痛、肩臂活动受限、腰椎不适、下肢疼痛及妇科问题等各种病症都有。项飞带领他们公司的医生、调理师与刘氏圈疗的调理师们一同为大家调理。尽管病症不同，尽管只是初步简单的调理，但在应用了揉、灸、贴的三步调理后，患者都感到症状缓解了，全身轻松。这 5 天里调理治疗了百余人，福善坊的员工在临床实践中初步学会了刘氏三步法的基本手法，在圣诞这天，福善坊刘氏圈疗加盟店进入试运营状态。

　　2019 年 1 月 22 日，在项飞的再次邀请下，刘应凯率领团队一行五人赴贵州参加福善坊加盟店正式开业典礼，并对其员工进行了技术培训。

　　原来，经过一个月的试运营，项飞看到了刘氏圈疗对当地群众健康的重要作用，看到了公司广阔的发展前景，坚定了推广普及刘氏圈疗的信心。同时也意识到：刘氏三步法看似简单，但是技术含量高，操作标准精细而严格，必须对公司员工进行深度培训，提高技术水平，才能使刘氏三步法不走样地在家乡推广传承。于是，他又再度举起橄榄枝请求技术支持。

　　听闻刘氏圈疗第二次来到福善坊，以前接受过刘氏圈疗调理治疗的人口口相传，在当地已是广为人知，便有许多慢性病患者赶来求治，有偏头痛患者，有骨关节疼痛患者，有肩周炎患者，以及其他各种慢性病患者。刘应凯带队刚一到达，便立即和福善坊的工作人员一起为大家又一次展开义诊。

　　在开业典礼上，刘应凯讲述了刘氏圈疗的创造发明过程及在当今慢病时代的重要意义，告诉大家，刘氏三步法的重要理念就是要精细、精准、精心。精细是要从每一个细节抓起，精准是要准确定位，精心是要用心做事，做好刘氏圈疗的前提是认真执行技法的规范和标准，只有这样才能确保效果。

看着站在台上滔滔不绝讲了一个多小时话的刘应凯先生，该公司全体员工和前来参加典礼的嘉宾以及围观的群众无不惊讶，看着精神矍铄、目光灼灼、身姿挺拔、头发浓密的刘应凯，谁能相信这是一位年逾七旬的古稀老人？技艺高超却待人和善可亲，精力过人，经常奔波在国内外推广传承刘氏三步法，刘应凯先生的精气神和思想境界就是刘氏圈疗体系三步法功效的最好证明。

这次，刘应凯把公司的核心力量都带来了，从刘氏三步法技术标准到核心制剂的使用技术以及配伍组合的方法，准备将之悉数传授给公司员工。妇科专家张大夫还专门给女性员工和患者讲了线绳牵引式排毒丸剂和腾包热敷的作用机理与功效，及其适用病症和使用方法。

真正精彩的部分在于第二天的实践课，刘应凯先生亲自示范，资深技师们按步骤逐一边操作边讲技术要领，学员们三五人一组，轮番上手体验，热情高涨。

其中有一个特殊的学员，名叫杨酉琼，以前因多年的体寒、下肢疼痛苦不堪言，日子也提不起劲，在医院治疗很久，身体却并未得到根本性改善。刘氏圈疗团队第一次来贵州时，她特意赶来做了几次调理，下肢疼痛明显减轻。这次她得知刘氏总部再次来到福善坊，便每天从家中乘坐一个多小时的公交车来到福善坊参加培训，实践操作过程中，她认真观察练习，并勇当模特，让总部的调理师在她身上做调理示范。到傍晚，她还要乘坐远距离的公交车回家，但她丝毫不感疲倦，精神振奋地说："虽然忙了一天，但全身感觉很舒服，人也感觉精神了。以前我每天总是四肢无力，头晕晕的，干什么都没力气，刘氏圈疗改变了我，给了我

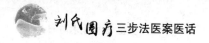

希望。"

最后一天则是梅花香灸的讲解和实操练习，作为刘氏圈疗三步调理法的第二步，香灸的作用至关重要，是关键的一环，对整个调理治疗起着承前启后的作用，因此，这一天的训练也更加重要。讲解完香灸的理论后，圈疗中心的技师们对学员逐个训练持香手法、角度的把握以及施灸的速度。现场有一位膝关节腔积液的患者，刘应凯先生亲自为其调理，现场讲解调理膝关节疾患重点要灸哪些俞穴。

香灸训练内容多，技术要求高，初持香时学员们的手还比较僵硬，总也把握不对角度，对灸感的各个层次也不能明晰地感受和理解。随着培训师们的指导和训练的深入，学员们渐渐地找到了感觉，手不再僵硬了，角度渐渐把握得精准了，对选穴和灸感有了基本的理解。

2018年1月24日晚，公司大厅宾客满座，福善坊健康咨询有限公司总经理项飞对刘应凯说："我对合作推广刘氏圈疗三步法充满信心，我要在我们这一片土地上以疗法带动产品，用产品捆绑疗法，规范市场，稳中求进。根据前期市场调研，我打算结合我们这里的实际情况，先重点做骨关节疼痛、腰腿不适和妇科疾病的调理，让患者切实感受到刘氏圈疗的功效。"

刘应凯当即表态："你思路很清晰，定位很准确，我全力支持你！我们负责技术，你做好市场，刘氏三步法一定能在遵义这片热土上生根发芽，造福一方百姓。"

接下来的几天，刘应凯总是有意创造机会，只要一有临证病案就把项飞叫到跟前，手把手地教他如何调理，调理要点和调理思路是什么，把揉、灸、贴三步法的核心技术悉数传给项飞。刘应凯做示范时，项飞耳听眼看，默记于心，项飞上手操作时，刘应凯手把手指导，一个有心插柳，一个认真领会。

　　几天的传、帮、带，项飞进步很快，迅速掌握了刘氏圈疗三步调理法的技法要点。有一次，刘应凯当众表扬他："项飞很聪明、有灵气，调理过程中能抓住要点。"项飞乘机半开玩笑半认真地说："那刘先生可不可以把我收为弟子？"

　　25日晚，当项飞又一次表达了他想拜师的愿望后，刘应凯动心了。几个月来的几次接触，他对项飞的认识也在一步步地加深。虽然与以往所收的徒弟相比，项飞学历不高，不是专业的从医学员，但难能可贵的是，他有着"利人利己利社会"的理念，有着先进的市场营销经验，对圈疗体系思想和医理十分认同，又有包容、开放、海纳百川的胸怀，圈疗文化的推广和普及正需要这样的年轻人！刘应凯决定不拘一格选人才，决定收下这个徒弟。

　　次日，项飞得知这个消息时惊喜异常，立即把这个好消息通告公司上下，通报当地医疗卫生界的领导、专家和朋友们，着手筹备拜师礼。

　　27日上午，福善坊健康咨询有限公司举办了拜师仪式。中华谱志文化研究会副会长、秘书长，西南分会会长李思德先生，和贵州福善坊健康咨询有限公司董事长李华先生分别担任了此次拜师仪式的观礼嘉宾和证明人，贵州福善坊健康咨询有限公司总经理沈维华及刘氏圈疗团队作为观礼嘉宾出席。

　　行拜师礼时，项飞提出他想依照贵州当地的风俗给师傅行跪拜礼，而不是普通的三鞠躬。刘应凯含笑首肯，庄重的三次跪拜之后，项飞向师傅刘应凯献了敬师茶。

　　观礼嘉宾李思德先生本身也是一个中医大夫，国学基础深厚，他与董事长李华私交深厚，对圈疗文化的了解都来自李华的介绍。作为拜师证明人，他在致辞中说刘氏圈疗是我国民间中医极其重要的一项家传绝技，传承光大这项技法对当前国家推进全社会大健康事业有着重要的作用。另一个证明人李华则是项飞从小一起长大的哥们，同时又是项飞的事业合伙人，双重身份让他的致辞既显得充满感情又带着昂扬的斗志。而项飞的妻子自听到刘应凯答应收项飞为徒的消息之后，便一直很激动，此时眼含泪水哽咽道："感谢刘先生能收项飞为徒，我们全家都感到高兴，感到幸福……"

　　这是继韩国金东锡博士之后刘应凯先生收下的第七个徒弟。传统中医的传承一直以家传、师徒授受为主要形式，使古老的中医一代代传承下来。这场简单的收徒仪式标志着刘氏圈疗又多了一个传承人，又在一个新地域落地生根，又将造福一方百姓。

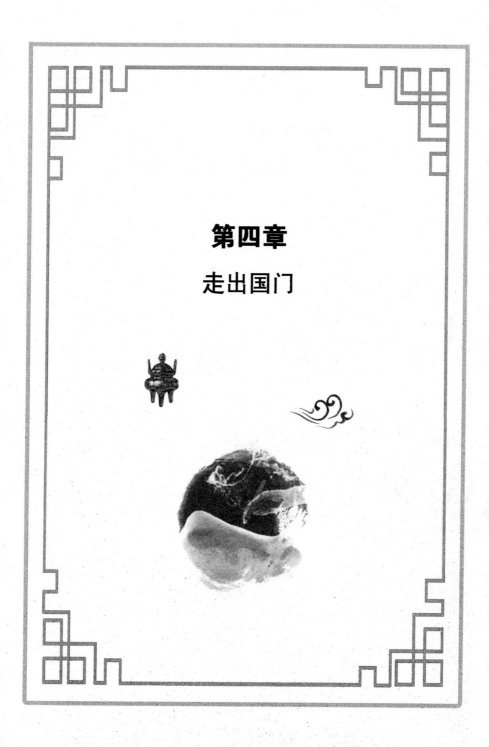

第四章

走出国门

第一节　圈疗国外调理

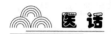

世界需要中医

进入 21 世纪，随着人类崇尚健康的观念越来越强烈，世界医疗体系、医疗模式随之发生转变，许多国家和民族开始倾向于追求一种回归自然、绿色环保、以预防为主的医疗模式，医学发展战略也转向预防疾病、维护健康的方向。中医因能够预防疾病，有效解决人们的身心疾患而广受欢迎，成为弥补医疗手段不足的首选。在这种国际大环境下，中医越来越受到全世界人民的关注。

古老的中医是中国传统文化和传统医学的宝贵遗产，传承几千年，形成了一种比较完整的医疗体系，不仅赐福于中国人，也给世界各国人民带来福音。中医从整体来认识疾病，把人看作一个表里相连、内外一致的有机体，认为人体的疾病与精神情志、外部环境、季节气候都有关联，强调以人为本，整体调理，辨证论治，以恢复人体免疫力，解除病症。尤其中医外治法的香灸、按摩、针刺等，简便、快捷、有效，集中展现了我国传统中医的优势和魅力。

近年来，美国、俄罗斯、德国、日本、韩国等国家对中医发展十分重视，国际社会学中医、引进中医的热潮越来越强劲，中医药海外发展之路越来越开阔，世界各地已有中医药团体1200多个，外国人来中国学习中医，中国的中医药团队走出国门，推动了中医在全世界的传播。

祖国的传统医学是由多种民间技法构成的，刘氏圈疗体系三步法就是中国民间技法的一个典范。刘氏圈疗体系三步法，是结合当今全民大健康事业而创立的一种新型中医药外治法，其核心理念是针对每个人体质的不同，个体个疗，辨证论治，重点解决人体新陈代谢及血液循环问题，软坚散结、活血化瘀，调理治疗慢性病和疑难杂症，服务于亚健康和慢性病人群。在多个国家展示交流的结果，证明了刘氏圈疗三步法调理治疗当今慢性病有很好的效果。

2016年9月，刘氏圈疗迈出了走出国门面向世界的步伐。9月至10月间，圈疗团队相继到俄罗斯圣彼得堡市和韩国首尔、光州等城市进行中医药疗法展示和交流活动。在俄罗斯圣彼得堡风湿专科医院，医院董事会主席霍德列夫等人安排了欢迎仪式。圈疗团队与其进行了首次交流，并与国际领先水平的心血管病专科医院、肿瘤专科医院的医师、专家讨论如何推进中西医结合。刘氏圈疗所到之处，无论是专科医院、老年会所，还是民间社团，都给予热切关注。尤其是现场调理治疗一批慢性病患者之后，显著的疗效引起很大反响，人们对刘氏圈疗这种不吃药、不打针的外治疗法十分感兴趣，都想亲眼见证一下这种疗法的神奇功效，一些医疗机构相继与刘氏圈疗表达了合作意向。

回想几年来走出国门的经历，我有一个深刻的感受：在俄罗斯、美国、德国、日本、韩国等地，无论是专业医务人士、专家学者，还是民间受诊者以及市政领导人，都对我国传统中医怀着极大的关注和热情。圈疗团队每到一处，都安排有展示、义诊活动，现场调治许多慢性病、疑难杂症患者，尽管国度不同，民族不同，但调治结果都基本达到令患者满意的效果。他们亲自验证了中国家族世传的、古老而又现代化的中医民间技法，感受到了我国传统中医的深厚与博大。

在与韩国频繁往来直到合作项目落地期间，我们每次在韩国的行程都安排得很紧，因为每次除了参观、走访、洽谈等活动以外，总会临时增加一些义诊活动。几乎每到一处，都有病人等着。对于这方面的要求，我们总是千方百计予以满足，每天都要挤出一些时间调理治疗病人，但还是应接不暇，即使很晚回到酒店，门前还等着希望得到调理治疗的人。

在韩国益山市访问交流时，活动日程安排了一场到会馆为老人们现场调理的活动，当我们到达金马面箕阳里老人会馆时，十多位老人围坐在调治床周围，眼巴巴地等待着。和我们国内的情况相似，那里的老人们普遍都有腰、腿等骨关节疼痛的问题，有的甚至佝偻着腰背。虽说这里会馆条件算比较好的，但老人们受疾病煎熬的痛苦并不少，这些难以解决的疑难杂症，深深困扰着老人和他们的子女们。显然，老人骨关节疼痛等慢性病、疑难杂症是个普遍存在的世界性难题。

民间中医在国外，要赢得人们的信任与尊重，靠的是真功夫和实实在在的疗效。有一件事情我印象特别深，初到韩国那一次，我用三步法现场调理一位多年腰椎疼痛的患者，当时有多位韩方人士目睹了全过程。当看到我仅用20分钟就完成了调理，而患者病症得到明显缓解时，现场的轰动效应十分强烈，在场所有人都不约而同地鼓起了掌。一位医学博士则激动地对我说了一句话："刘先生，我十分羡慕你！"我明白这句话的意思，他羡慕我是个中医，能够当场为病人解除病症，这是每一个医生的梦想。

有一天，我们在韩国光州马不停蹄地奔波了一整天，晚上九点多才返回酒店。当时是大名疗养院的金博士送我回来，到酒店门口时发现有三个当地人在等候，因为下着大雨，他们身上都被雨淋湿了。金博士和他们交谈之后得知，他们打听到中国来的刘氏圈疗在当地为百姓医病，自己找来想请中国医生给瞧病。金博士当时很为难，对他们说："刘先生已经累了一天了，你们明天再来吧？"我虽听不懂他们说什么，但一看就明白是什么事，就对金博士说："让他们进来吧，等了这么久，身上都淋湿了！"

这三位是当地居民，一个是肝癌患者，另两个分别是网球肘和腰椎间盘突出患者。于是，我就在狭窄的房间里分别为他们调理治疗。房间里是韩国传统的地炕，我让患者躺在地炕上，自己跪在一旁，弯腰躬背地实施揉术、贴膏，用了一个多小时才调理完毕。在一旁的金博士深为感动，送走病人后，他由衷地说："刘先生，您的医术之高、医德之厚真是令人敬佩！"

类似这样的事情在韩国发生过多次，第一次去韩国短短的六天里，我们现场调理治疗了近百个病人，没有一例出现不良反应。所到之处，韩国的医务工作者和患者都流露出一种对中医的信任和渴望。经过一次次这样的交流，才有了后来韩国人士千方百计把刘氏圈疗引进韩国，是泱泱华夏博大精深的医德医道感动了他们，是刘氏圈疗外治技法的精妙技术征服了他们。刘氏圈疗团队以实实在在的工匠精神，以祖国传统医学的医术、医道征服了众多的患者和合作者，从而打开了国际市场的大门。

我觉得，无论是国内还是国外，中医能够赢得人们的信任和尊重，靠的是医术、医道，这是中医的魂魄，中医的精神。正是这一次次现场调治，赢得了韩方医务人员、行政管理人员的信任，坚定了他们对中国中医和刘氏圈疗外治疗法的信心，一步步催生了"刘氏圈疗韩国研究会"的成立。

目前刘氏圈疗已先后在韩国、美国、意大利、斯洛文尼亚、加拿大等国家和地区开展业务，因良好的疗效受到当地民众欢迎，同时，刘氏圈疗体系三步法还成为第一个韩国法案认证通过的中医药传承项目。这种民间中医技术与国际的交流是意义重大的医学革新，会有广阔的前景和美好的未来，能给人类带来更多的福音。这不仅仅是刘氏圈疗的成功，更证明了我国民间中医药传统技法的强大生命力！

运动扭挫伤的调理

近年来，随着各项运动的普及，运动扭挫伤呈增长趋势。运动有益于人体的健康，可以调节人的心理情绪，但在运动的过程中，一些突发情况或者过量运动，也会给人们的健康带来危害，比如常常会发生的韧带和肌肉撕裂、扭伤、拉伤、挫伤等。常见的肌肉拉伤、急性腰扭伤、关节脱臼等可以及时治疗，但还有一些情况，病变是隐性的，当事者不知道，时间长了形成疾病。比如运动过激造成三角肌、冈上肌等肩周围肌肉损伤，晚期可发生失用性肌萎缩，出现肩峰突起，手臂上举不便。

临床中最常见的肩周炎、网球肘等，很多都是运动中造成隐伤，久而久之成为难以治愈的疾病。肩周炎全称是肩关节周围炎，肩部疼痛是因肩关节周围肌肉、肌腱、滑囊和关节囊等组织的慢性无菌性炎症造成的，炎症导致关节内外粘连，从而影响肩关节的活动。其症状表现特点是痛点多，疼痛剧烈，活动受限。

网球肘是一种常见的肘部慢性劳损疾病，明显特征是肱骨外上髁部位疼痛，多数是因肘部反复屈伸或旋前旋后引起肱骨外上髁处伸肌总腱的牵拉损伤所致，有的是肘关节意外急性创伤造成。其病理表现为局部炎症、肌肉或韧带的损伤、肱桡关节滑膜的局限性增生、环状韧带的退变等。

刘氏三步法在长期临床实践中总结出了中医药调理治疗运动扭挫伤类病症的手法，并专门制订了相应技术标准，有大量成功案例。对于运动扭挫伤造成的急性损伤或慢性炎症，采用三步法调理治疗，步骤如下：

第一步，刘氏揉术。针对伤者具体情况确定施揉时间，通常主要揉肩井、肩髃、肩贞、肩前、秉风、曲垣、气舍等穴。对于新近发生的轻度扭挫伤者，单用揉术即可缓解；对于伤痛较重或已成炎症者，要注意避开损伤部位，加长按揉时间。

第二步，香灸消肿止痛。香灸肩井、肩髃、肩贞等穴。梅花香灸的热力在 3 分钟内可使伤痛部位温度提高到 45℃，毛孔张开，10 分钟时药性即可透皮直达骨骼病灶，激活细胞组织，化瘀消炎。

第三步，贴敷刘氏药膏。贴敷疼痛部位及手足，刺激神经末梢，扩张血管，促进局部血液循环，强化消肿消炎的作用，巩固香灸调理效果。

运用三步法调理 2 至 3 个疗程，将肩部游走的风寒湿毒彻底排出体外，达到通经络、利筋骨、行气血之效，使扭伤的软组织得到修复，逐渐消除颈项强痛、头晕目眩、手臂麻木等症状。刘氏三步法着眼于通畅气血，以揉术疏通经络，香灸化瘀止痛，贴膏祛风消肿，功效叠加，常常有良好效验。

访韩期间，我们发现有一种很普遍的现象：中老年男性因运动扭挫伤造成手脚活动不便、骨关节疼痛的有很多。韩国职场男性大都喜欢通过高尔夫、网球等运动形式进行社交，时常发生因强度过大或动作不当造成扭挫伤的情况。这类扭挫伤如果不及时调治，常会形成筋结，匿存于皮肉间，造成局部不适和活动受限。另外，职场人士常年在封闭的空调环境里工作，又喜欢吃生冷食品，饮用凉饮，形成内寒，会加重扭挫伤形成的病症。所以，我们每次赴韩都会面临许多扭挫伤患者求治。

第一次赴韩时，刘氏圈疗团队在光州名门疗养医院为该院部分癌症病人和骨关节疼痛者做了调理，因效果显著，经交流方和受治者口口相传，在当地形成一股中国圈疗热。得知圈疗团队再次来到时，当地很多社会名流也慕名而来，光州市体育协会金会长就是这样成为刘氏圈疗的朋友的。

金会长长期从事体育工作，又特别喜欢打高尔夫，运动有些过量，这造成他肘关节疼痛，手臂上举不能，内旋、外旋受限，疼痛持续四个多月，严重影响到他的日常生活。经过一番交流后，我亲自为他做了揉术调理。我首先对其肩部进行疏松、疏通，然后寻找肘部的疼痛点，一番按捏提揉，并在关节处施以内旋外展。仅20分钟，我让金会长活动手臂试试看，金会长弯曲手臂上抬、前伸，做各种动作，发现肘、肩关节已是活动自如，甚感欣喜，深深地鞠躬致谢。当日下午他参加了高尔夫运动，手臂恢复如常，又提出次日想带他姐姐来进行调理。

前来求治的还有一位姜先生，是大韩国会议员，肩臂关节扭挫伤相当严重，调理治疗有一定的难度。触诊可见筋结存在较深，肩关节疼痛明显。我为其做了较长时间揉术后又施以香灸，从疼痛点到关节逐步进行疏松、疏通，对肩颈和风府施以重灸，

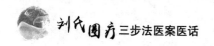

灸至风府时姜议员有明显的痒感，这是体内风寒排出的好转反应。经细致调理后，姜议员感觉症状缓解很多，疼痛大为减轻，肩臂活动灵便多了。鉴于姜议员挫伤较重，我特意在之后的几天里为其安排了三次调理，这样才能巩固调理效果。

在首尔的行程中，刘氏团队到江南彼得医院进行参观访问时，还为裴先生（该院行政主管，61岁）和金先生（49岁）进行了调理治疗，以刘氏三步法的揉、灸技法，当即解决了他们的关节酸痛、肌体沉僵等不适，他们感受到了调理效果，对刘氏圈疗表示出极大的兴趣。

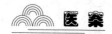

肺癌术后肩背疼痛案（韩国）

基本情况：崔某，女，38岁，韩国人，家住光州南区，2018年8月21日来圈疗驻韩部求治。述肺癌术后3年余，头、颈部及肩背疼痛1年余。2014年前产后出现左侧手臂和左腿发凉，严重时整个左半身发凉，2016年症状加重，出现后背发凉，两肩胛区疼痛，当地医院诊断为"右肺肺癌（Ⅲ期）"，遂行右肺肿瘤切除术。术后放化疗，效果尚好，两肩胛区疼痛消失，但2017年始两肩胛区疼痛复发。现头痛，颈部及肩背疼痛，左臂和左腿发凉。

既往史：无传染病史，无药物过敏史。

诊断：触诊四肢末端时脚趾关节有疼痛点，手指关节疼痛不明显。气血虚弱，阳气不足。

调理方案：揉术至阳、大椎、肺俞、肩井（提拿）、风府、风池、头部（提拿）、上肢（肩关节、曲池、腕关节）；香灸至阳、肺俞、大椎、天宗、命门、八髎、长强、神阙。

调理过程：患者寒湿重，肌体发硬，气血虚，初期调理以手足末端疏通为主。揉术手指末端无疼痛感，肌肉无弹性，双肩关节疼痛明显。香灸至阳、大椎、肺俞、手指末端、左侧足底、脚趾末端，灸时热传感不明显。

第3次至第7次调理：揉术至阳、大椎、肺俞、肩井（提拿）、上肢（肩关节、曲池、腕关节），手末端疼痛明显，双肩关节疼痛不明显。香灸至阳、肺俞、大椎、风府、左侧肩胛骨缝、命门、八髎、长强、左侧曲池、劳宫、手指末端、左侧足底、脚趾末端，灸时热传感不明显。之后揉大椎、至阳、命门时渐有刺痛感，揉下肢时痛感明显，灸命门、八髎时臀部和小腹有热感，脚趾有排凉风感。

第9次至第11次调理方案调整为：揉术脊柱一条线、肺俞、上肢（云门、曲池、手心、手背）、下肢（环跳、风市、委中、承山、足部）；香灸脊柱一条线、左侧风池、肩井、肩髃、曲池、小臂、合谷、足三里、外踝至脚趾。揉大椎、至阳、命门时有刺痛感，揉下肢时痛感明显，灸命门、八髎时臀部和小腹有热感，脚趾有排凉风感。

调理结果：经十余次调理，患者感觉全身轻松，后背疼痛基本消除，头部和肩颈的不适感大为缓解。

乳腺癌术后综合征案（韩国）

基本情况：杜某，女，49岁，韩国人，住光州南区，2018年8月9日求诊。述乳腺癌术后8个月，全身乏力，腰痛，手脚冰凉，右侧肩臂肌肉发硬、肿胀。8个月前，发现左侧乳房有一无痛肿块，到当地医院检查为乳腺癌，行乳腺肿瘤切除术，放化疗。于6月份出现妇科问题，继而腰痛、腹痛，行子宫、卵巢全切手术并进行了内分泌调理治疗。现消瘦，全身乏力，腰痛，四肢冰凉。

既往史：无传染病史，无药物过敏史。

诊断：触诊手足末端无痛感，无弹性，气血虚，寒湿重。持有医院诊断书，目前病症为乳腺癌术后综合征。

调理方案：揉术，香灸。温通血脉，祛寒化瘀，疏通手足末端经络，通畅气血。

调理过程：揉术至阳、大椎、下肢（环跳、风市、委中、足踝）、手足末端，手末端无疼痛感，肌肉无弹性。香灸脊柱一条线、命门、八髎、神阙、右侧涌泉，排寒明显。

第3至第5次调理：揉术至阳、大椎、下肢（环跳、风市、委中、承山、足踝）、双足末端、上肢（肩关节、曲池、腕关节），手末端渐有疼痛感，右肩关节疼痛明显，右手臂术后静脉回流障碍，微发硬，肿胀，肌肉较前有血色，身体轻松。香灸脊柱一条线、命门、八髎、右侧乳房瘢痕处（瘢痕在右侧乳头上1cm处，至右侧腋窝下约15cm）、膻中、双膝关节、足三里。

第7次调理：揉术至阳、大椎、下肢（环跳、风市、委中、承山、足踝）、双足末端、上肢（肩关节、曲池、腕关节），手末端有疼痛感，右肩关节疼痛明显，右手臂术后静脉回流障碍，微发硬，肿胀，肌肉较前有血色，身体轻松。香灸天宗、命门、八髎、右侧乳房瘢痕处、膻中、神阙、双膝关节、涌泉，灸命门时有热传导和扩散感。

第 10 次调理：揉术至阳、肺俞、大椎、肩井（提拿）、头部、右侧天宗、下肢（环跳、风市、委中、承山、足踝）、双足末端、上肢（肩关节、曲池、腕关节），手末端有痛感，右肩关节疼痛明显，右手臂术后静脉回流障碍，微发硬，肿胀，肌肉较前有血色，身体轻松。香灸风府、大椎、肺俞、至阳、脾俞、胃俞、右侧天宗（重灸）、命门、八髎、右侧乳房瘢痕处，腋窝隆起结节，结节下方 2cm 处出现小灸疱结痂。灸曲池、手指末端、膻中、中脘、神阙、委中、双膝关节、涌泉，以排湿毒。灸命门时有热传导和扩散感。

调理结果：经十余次调理，乳房僵硬渐松软，色素沉着变淡，腰痛有缓解，手足末端瘀堵症状改善，食欲、睡眠亦有好转。

肺癌放化疗后肩背疼痛案（韩国）

基本情况：金某，女，43 岁，韩国人，住光州南区，2018 年 2 月 1 日求治。述 2012 年出现后背发凉、疼痛，消化不良，易积食，随后突然出现咳嗽、咯血，遂到医院检查。诊断为左肺肺癌（Ⅳ期），已不能做手术，只能以放化疗治疗。放化疗效果尚好，检查癌细胞消失。之后口服抗癌药，四年后各项指标正常，遂停药。现已停药两年，近期频频出现肩部、后背（两肩胛

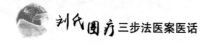

区和脾胃区域）重疼，敲打后稍微缓解，过后还是疼痛，影响睡眠，消化不良。

既往史： 无传染病史，无药物过敏史。

诊断： 肺癌放化疗6年余，食欲不振，全身乏力，易出汗，肩背疼痛3月余。放化疗后遗症。患者肌肉微硬，寒湿重，气血虚。

调理方案： 揉术至阳、大椎，以手足末端疏通为主。

调理过程： 揉术至阳、大椎、肺俞、上肢（肩关节、曲池、腕关节）、足三里、涌泉，手末端无痛感，双肩关节疼痛明显，肩背肌肉无弹性。香灸脊柱一条线、命门、八髎、中脘、神阙、足三里、涌泉。

第4次调理方法调整为：揉术至阳、大椎、血海、足三里、涌泉、肺俞，提拿肩井、头部、上肢（肩关节、曲池、腕关节），手末端疼痛明显，双肩关节疼痛明显。香灸脊柱一条线、天宗、命门、八髎、中脘、神阙、涌泉，香灸过程中上下肢热传导转好。

第7次调理：揉术至阳、大椎、肺俞，提拿肩井、头部、上肢（肩关节、曲池、腕关节），手末端疼痛明显，双肩关节疼痛明显，下肢（环跳、风市、血海、足三里、承山、涌泉、风市、足趾末端）疼痛明显。香灸至阳、肺俞、大椎、天宗、脾俞、胃俞、命门、八髎、膻中、中脘、神阙、涌泉、印堂。

之后调理大致相同，更加注重小臂、手腕和无名指、小拇指的局部香灸。

调理结果： 经12次调理，肩背疼痛缓解，左侧肩胛刺痛感消除。

骨关节疼痛案（韩国）

基本情况：宋某，男，52岁，韩国人，2018年8月15日求治。述右臂肘关节外侧疼痛5月余，伴左侧颈肩疼痛，膝关节疼痛。两年前左膝关节软骨损伤，曾做左膝关节软骨激光修复手术，5个月前右臂肘关节再次受外伤，当地医院检查为软组织损伤，无骨裂和骨折，行抗感染治疗，疼痛缓解。8月14日晚落枕，右侧颈肩疼痛，右侧肘关节疼痛，活动受限。因其妻杜某曾以圈疗调理有效果，特来求治。

既往史：既往体健，无传染病史，无药物过敏史。

诊断：触诊时双侧肩井处肌肉发硬，疼痛明显，右侧肘关节疼痛，左侧膝关节疼痛，周围有僵直感，活动幅度局限。

调理方案：揉术至阳、大椎、肩井、风池、风府、天宗、右侧肘关节外缘、手腕及指关节；香灸至阳、大椎、风府、右侧肩井、右侧肘关节外缘、小海、左侧膝关节。

第3次之后的调理调整为：揉术至阳、大椎、右侧肩井、后肩缝下缘、风池、右侧肘关节外缘、右手腕关节及右手指关节；香灸至阳、大椎、右侧肩井、右侧肘关节外缘疼痛点、命门、八髎、长强、左侧膝关节。

调理结果：右肘、左膝关节疼痛有所缓解。

肘关节疼痛案（韩国）

基本情况：金某，男，70岁，韩国人，2018年7月17日求治。述左侧肘关节胀痛，关节下2cm处有一黄豆大小的脂肪粒一年半余。右手手腕处两年前曾做手术，隐隐作痛。

既往史： 既往体健，无传染病史，无药物过敏史。

诊断： 触诊右手手腕手术处有似囊肿的结节，左侧手肘处有结节，左肘整个关节肿大。

调理方案： 揉术手、手腕；香灸手背、手心、左侧手肘；贴膏双臂。

调理过程： 揉术后，手腕处与手肘处结节消失。香灸：左侧手肘处结节有反复，右手手腕处依然有痛感。贴膏右手手腕、左侧手肘。

调理至第 4 次时，左侧手肘处结节变小、变软，右手手腕处痛感减轻。

第 5 次时，左侧手肘处结节已消失，右手手腕处痛感不明显了，但有压痛。

之后调整方案，揉术大椎、肩胛区疼痛点、肘关节（左侧肘关节有一直径约 3cm 大小的条索状结节，中指与无名指指缝有沙粒样瘀堵）；香灸大椎、肩胛区疼痛点、命门、八髎、左侧肘关节、合谷、右手腕关节；贴膏左侧肘关节、右侧肘关节和右手腕关节。

调理结果： 经 10 次调理，患者后肩颈、腰部舒缓轻松，右手手腕处疼痛感完全消失，左侧肘关节疼痛减轻，结节已触及不到，深探时肘下 2cm 处的脂肪粒明显变小，腰部酸困明显改善。

脑出血后遗症案（韩国）

基本情况： 李某，男，70 岁，韩国人，住光州南区，2018 年 8 月 27 日求治。述 2000 年出现右侧脑出血，当时在医院救治，以"活血"和"清血"保守治疗，效果尚可，无语言障碍，有左侧上下肢活动障碍，多年来依靠康复锻炼和服用营养脑血管的药物保持上下肢的基本自主活动。近年肢体灵活度逐减，左半身易发冷，发冷时活动不便，左侧脚趾时常疼痛。

既往史： 有脑出血病史。无传染病史，无药物过敏史。

诊断： 脑出血后遗症。触诊双侧肩井处肌肉发硬，疼痛明显，左下肢较右下肢细，左膝关节周围有僵直感，活动局限。左侧上下肢活动不灵，左侧脚趾疼痛。

调理方案： 以揉术、香灸技法疏通经络，舒筋活血，改变肩井、下肢沉僵状态。

调理过程： 揉术至阳、大椎、左侧肩井、后肩缝下缘、左侧肘关节、腕关节、手关节、手指末端及下肢；香灸脊柱一条线、命门、八髎、长强、左侧足三里、涌泉。同法调理9次之后，患者脚趾疼痛减轻，上下肢活动较前灵便。

第10次调整调理方法，揉术至阳、大椎，提拿肩井、后肩缝下缘、左侧肘关节、腕关节、手关节、手指末端及下肢；香灸风府、风池、左侧肩部疼痛部位、肩胛骨缝、脊柱一条线、命门、八髎、长强、左侧曲池、劳宫、手指关节、左侧足底及脚趾。

调理结果： 经15次调理，患者脚趾疼痛减轻，上下肢活动较前灵便。

腰椎间盘突出术后腰痛案（韩国）

基本情况： 金某，女，67岁，韩国人，2018年7月13日到韩国光州刘氏圈疗调养中心求治。述腰椎间盘突出手术后常年腰

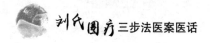

部疼痛，夜晚小腿浮肿，睡眠差，常年服用降压药。

既往史： 二级高血压，长年服药。

诊断： 陈旧性腰痛，小腿浮肿，局部经络不通。

调理方案： 揉术腰、背、下肢；香灸腰部痛点及肾俞、委中、承山；贴膏臀部、小腿以及脚踝。

调理过程： 第 1 次调理后疼痛缓解。次日来时患者反馈当夜腰部几乎不再疼痛，小腿浮肿减轻，但腰部有酸困感。同法调理 3 次之后，各种症状明显减弱。

第 4 次调理方法有所改变，着重从点、线、面解决瘀、滞、堵问题。揉、灸腰部几个点，以及左侧一条线直到脚趾；贴膏腰部、小腹、下肢。

调理结果： 经过 4 次调理，患者腰部疼痛感和小腿浮肿彻底消失，各种不适趋缓，睡眠向好，感觉全身轻松。调理师通过翻译叮嘱患者："陈年旧病在恢复期内会有反复，要注重'三分治，七分养'，方便时还需要再做几次巩固调理，坚持调理才能痊愈。"

体寒发麻案（韩国）

基本情况： 朴某，女，48 岁，韩国人，2018 年 8 月 21 日求治。述从 2008 年以来一直手脚冰凉，惧寒。2018 年后出现月经周期紊乱，月经量少，自觉胸部以上潮热，胸部以下发凉，手脚冰凉更加严重，全身乏力酸困。7 月初曾因双手发麻到当地医院诊治无果，以"末梢循环差"进行针灸治疗，治疗后症状减轻，仅过月余症状反复。

既往史： 无传染病史，无手术外伤史，无药物过敏史。

诊断：揉至阳处疼痛明显，后背膀胱经瘀堵厉害，揉手足末端明显僵硬，触感冰凉。在手足末端进行疼痛刺激，反应迟钝，痛感不明显。

调理方案：揉、灸相关俞穴，温经散寒，促进血液循环。

调理过程：初次调理，揉至阳、肺俞、大椎、腕关节、手指末端；灸至阳、大椎、双手。香灸时有寒热交争感，腹部热感强。调理过后患者反馈周身觉暖，且持续好几天。

第4次调理，揉至阳、肺俞、大椎，提拿肩井、双侧肘关节、腕关节、手指末端、下肢（含足关节及足趾末端）；灸至阳、肺俞、大椎、天宗、命门、八髎、委中、涌泉、双脚趾端、神阙、劳宫。灸时寒热交争持续，腹部热感增强，灸肺俞时上肢热传导明显，灸命门、八髎时双下肢热传导明显，灸涌泉和双脚趾端时足部温度回升。

之后的十余次调理，手法大致相同：揉至阳、肺俞、大椎，提拿肩井、双侧肘关节、腕关节、手指末端；灸至阳、肺俞、大椎、天宗、命门、八髎、委中、涌泉、双脚趾端、双膝侧关节、神阙、劳宫。灸肺俞时双上肢热传导至肘关节，灸命门、八髎时双下肢热传导至踝关节，灸涌泉和双脚趾端时整个足部转暖，热传导到腘窝。自感睡眠很好，疲乏感消失，气血恢复良好。

经半个月调理后，患者身体乏力酸困、双手发麻的感觉消失，面色红润，手足较以前变暖。针对患者有宫寒及子宫内膜增厚病史，调理方法调整为调下肢，补肝肾。揉至阳、下肢、中脘、腹部、双侧腹股沟、血海、解溪、双侧踝关节、足趾末端、涌泉，左侧腹股沟有结节疼痛。灸至阳、脾俞、胃俞、命门、八髎、中脘、神阙、气海、关元及左侧腹股沟疼痛点，重灸双侧膝关节、涌泉。灸至阳时双上肢有热传导，传至肘关节，灸命门、

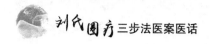

八髎时双下肢有热传导，传至踝关节，灸涌泉时热传导可以上达至腰部。

调理结果：经 23 次调理，患者体寒惧冷、手足冰凉、双手发麻症状全面缓解，胸部以上潮热及胸部以下冰凉的状况改善，三焦打通，睡眠转好，食欲增强，气血恢复。

肩周炎疼痛案（俄罗斯）

2017 年 9 月 22 日，应俄罗斯圣彼得堡市的邀请，刘氏圈疗团队到该市风湿专科医院、体育大学和心血管研究中心进行学术交流。在参观、学习、交流过程中，通过现场诊治展示中医、展示刘氏圈疗技法，也是一项俄方期待的重要内容。在市风湿专科医院的交流活动刚开始不久，随行翻译维诺尼噶就对大家说："刘氏圈疗做得比说得更好，还是看他们现场调理病人吧。"

话音刚落，就有一位该院住院病人来到我面前，这是一位留着花白大络腮胡子的 60 开外的老人，他指着左肩急切地说着什么。通过翻译介绍后，得知他是一位风湿性肩周炎患者，他想请我亲自为他调理。

语言虽不通，心灵是相通的。望着对方期待的目光，我微笑着抬起他的左臂开始做揉术调理。先对他的肩、肘关节部位施以按压触诊找到痛点，对他的病情和症状已有大致的了解后，开始对其肩关节进行揉术疏松，然后依次对肘关节、腕关节、指关节及手足末端进行揉术按摩。疏松、疏通结束后，我双手合力，向上提拉患者肩臂数次，最后又对患者的头部做了揉术疏松调理。

揉术持续了 20 分钟后，我让患者站起来，示意他活动活动手臂，试试感觉如何。在众人目光的注视下，患者站起身来，半信半疑地抬起一直疼痛不休的左臂，前转、后转、上举、下放、甩手，各种动作活动自如，竟然完全不疼了。患者满脸笑容，一手握着我的手连连致谢，一手竖起大拇指点赞。

第一例病患的成功调理，立刻赢得了人们的信赖，当即有许多人一哄而上要求体验调理治疗。院方一方面安排秩序，一方面扩大场地，在理疗室增加了几个诊台，圈疗团队也分成几个小组，每组负责一个诊台，分头为大家调理。在那个紧张而忙碌的下午，圈疗团队每个人都投入紧张的工作中，为近三十名患者和医务人员进行了调理，院长甚至还特意把他的母亲领来，希望圈疗人帮忙调理母亲的老年病。为克服语言交流的障碍，院长又找来了几个翻译，一位华裔护士还主动充当起了临时翻译。

刘氏三步调理法在异国他乡展示了良好的疗效，跨越了国界和民族，赢得了人们的信任。

宫寒肩痛、腹痛案（俄罗斯）

在圣彼得堡市风湿专科医院现场调理治疗时，有一位46岁的中年妇女前来求治。她在诊台上躺下后，我开始按揉触诊，在接触到她肩部、颈椎的时候，感觉她的皮肤又凉又硬，她则不停地喊痛。由于翻译人员有限，她只能边说边比画，我也懂不了几分。大家知道，人的皮肤在正常情况下应该是温暖、柔软而有弹性的。她这种情况我分析，不仅仅是肩周疼痛这一类简单的病症，体内深处应该还有妇科病或其他疾病。在揉术疏松的过程中，能感觉到她的肩井部有硬块，腹部皮下有结节，按揉到这些地方时她便会痛得直喊，从她的疼痛反应可以判断，她的肩周有问题，大椎部位的疼痛说明了这一点，而小腹的疼痛和结节现象

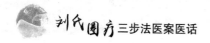

则证明了我的分析——她的体内深处还有妇科病或其他疾病。

后期进行揉术的过程中，我发现她的心俞部位也有结节，也比较硬，就试探性地问她："是不是睡眠不太好？"这时候翻译终于来到我们身边，听了我问题后，急忙回答说："是的是的，很长时间了睡眠一直不好。"还微笑着说："你的按摩令我感到很舒服，谢谢。"

按揉至阳等部位，依然感觉皮肤发硬，有结节，按揉到腰部的时候，我发现她第4、5腰椎处有一块肤色较深的地方，摸上去是一个凹陷，这主要是由寒凝导致的一种脊柱下陷的表现，按照刘氏三步调理法对病理的分析，如果出现这种情况，说明一是腰椎间盘有问题，二是可能有宫寒等疾患。我问患者经期是不是有腹部和腰部疼痛的感觉，翻译问她，她果然说就是。我们知道，女性一般到49岁是更年期，在这前期月经会出现紊乱。另外，我推断她在月经前期应该会出现腹痛，如小腹的隐痛。翻译向她一问，立刻证实了我的推断。她说最近几个月每次月经时都会肚子疼，有时疼得都没法正常工作。我判断她这种情况的原因一个是宫寒，一个是子宫内膜增厚，我用梅花香重点温灸她的肾俞和八髎等俞穴。通常，香灸腰部时会出现下肢的热传导，下半身会有温热的感觉。但是这个患者的情况却不同，她顺着腿部指指点点，通过翻译告诉我她的腰部是发凉的，而且顺着臀部、腿部都有一种发凉的感觉。

大家知道，施灸的过程是梅花香温热传导、透皮吸收、促进血液循环、打通经络的过程，短暂的排凉感是正常的。但这位患者体内寒凉甚重，瘀堵也多，因此排凉感特别明显，持续时间也长，所以她会感到下肢发凉，而且像一根线一样向下传导。其实这正是梅花香驱除寒邪、疏通经络的排寒过程。我继续施灸，20

分钟后寒气传导现象慢慢减弱、消失，腰部逐渐开始发热了，然后我给她的肩井、小腹、腰部贴膏。

调理结束后患者抚着小腹上的膏贴，通过翻译对我说："现在我全身是暖和的，肚子也不疼了，你们这个方法很有效果，谢谢你们！"

通过这个医案，大家是否对刘氏圈疗三步法驱寒温通的作用有了更明确的认识呢？一揉，疏松全身散瘀滞；二灸，培元固本散寒凝；三贴，活血化瘀去顽疾。又由于叠加效应，增强了功效。

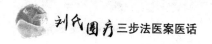

第二节　国外影响

落地韩国

2018年的7月9日下午，我带领刘氏圈疗推广中心代表团13人抵达韩国仁川机场。两年多来，我们多次赴韩访问、交流、义诊、展示，与韩国医疗健康人士频繁接触，终于迎来了今天刘氏圈疗落地韩国的重要时刻。

刚下飞机，远远地就看到韩方刘氏圈疗的工作人员、中方翻译人员招手致意，还有刘氏圈疗的老朋友——韩国李会长夫人金夫人等也亲自来迎接。而刘氏圈疗代表团的组成也是颇具规模，有代表学会的中国民族医药学会科普分会执行会长冯岭等人，有陕西健康药品促进会的周部长，有圈疗盟友武汉九辰堂的董事长马先生和总经理涂女士，还有西安电视台张超先生。张超先生将对这次活动进行全程跟拍和采访。

在去往宾馆的路上，圈疗工作人员和韩方工作人员就迫不急待地开始就开业大典的各项事宜一一沟通对接。是啊，为了今天，中韩双方工作人员付出了多少努力啊！从相互考察，商务洽谈，到选址组队，经历了两年多的试运营，近期又经过两个多月紧锣密鼓的对接，刘氏圈疗传承研究会韩国教育中心创立纪念仪式终于正式开启。

次日晨，韩方安排圈疗代表团到当地一家健康体检中心参观。这是光州全南支部健康管理协会的一家体检中心，现代化程度比较高，硬件、软件及管理水平堪属一流，韩国公民都可以在此进行体检。同时，它还是个集体检与治疗于一体的机构。健康管理协会光州金南部长热情地向我们介绍了中心的设施、运营情况。

记者张超借此机会采访金部长，金部长情绪高昂，表示自己作为一个健康机构的负责人，亲眼看见了刘氏圈疗治病救人的过程，并体验了刘氏圈疗调理骨关节疼痛的良好效果，对于中医，尤其是刘氏圈疗这么一个效果好的中医疗法入驻光州，他十分欢迎和期待。然后他十分高兴地同大家合影，临别时还拿出一本韩国体检方面的杂志，对大家说今天采访的内容将来会在这份杂志上刊登。

参观过程中，我特别留意了中心核磁共振室，对他们的管理、布局很感兴趣。该中心把核磁共振分为健康体检型和检查治疗型两种，比如说进行核磁共振检查时，如果查出来有梗死灶的话，就可以通过检查和治疗的这么一个核磁共振机进行梗死灶部位的疏通，使检查与治疗形成一体，这样既减少了病人的痛苦，也减少了中间的环节。韩国的体检中心人文服务做得很到位，处处以患者为中心，时刻从患者的角度考虑，而且检查期间，接待、分诊及后期的体检，服务流程十分完善。这种完善和先进体现在细节上，他们把每一个流程的细节做得非常好。首先从体检中心的布局上，就有很多值得我们学习借鉴的地方。国内的体检中心通常设在医院里或是民营的一些体检单位，常常是处在人来人往、熙熙攘攘、嘈杂不休的环境里，给人一种压迫感或乱哄哄的感觉。而这家体检中心无论从硬件设置、运转流程还是工作人员的职业精神，各个方面都给人以温馨感。我注意到，体检人员分诊后，所有人的体检项目都会有一个最佳交叉排序，不会让任何一个人等待过久，在等待的间隙，工作人员会面带笑容送上罐装热豆浆，亲切地问询，引导体检各个环节的衔接。

下午，我应约到光州北区的高议长办公室与高议长会见。说起高议长，要先讲一下高议长和刘氏圈疗的缘分。两年前，在我们第二次赴韩交流期间，高议长曾经到我下榻的宾馆找我调理身体，她是在目睹了刘氏圈疗在光州义诊、展示，并听到受治者良好反映后特意来体验刘氏圈疗的。那次我用刘氏揉术和香灸为其调理腰颈不适后，高议长感觉特别好，第二天就让她爱人前来调理。高议长爱人是光州北区体育协会的金会长，金会长因为长期打高尔夫，肘关节有扭伤和粘连，我为他调理之后，效果十分明显，所以金会长对圈疗一直念念不忘。他们夫妇二人都是刘氏圈疗的受益者，也是刘氏圈疗的宣传大使，是刘氏圈疗在韩国落地的积极促进者。

老朋友相见分外高兴，高议长满面春风说："刘先生，见到您非常高兴，看到刘氏圈疗能进驻我们光州，我感到十分欣慰，希望你们的疗法能给我们的市民带来健康的福音。作为你们刘氏圈疗的受益者，我本人会义不容辞地做好宣传光大和对接的各项工作。"

在如此真诚的友人面前，我还有什么好说的呢？我只是再三感谢高议长和其他韩国人士的热心和帮助，表示自己将与高议长等韩方热心中医人士一同做好刘氏圈疗在韩国落地发展的工作。

晚间，高议长的丈夫金会长和一名同校教授来到刘氏圈疗团队下榻的宾馆。金会长是朝鲜大学的退休教师，任教42年，现在虽已退休，但是对刘氏圈疗在韩国推广发展一事十分热衷，乐于做热心传播的志愿者。与他同来的朴教授也是听说了刘氏圈疗在韩国的种种传闻，怀着好奇和热情来了解刘氏圈疗的。交谈中，我发现金会长因运动扭伤的胳膊肘还没有完全恢复，抬举受限，而朴教授也有一些骨关节的问题，便当即给他们做了揉术调理，并把刘氏家传健身操传授给他们。这个晚上，我们谈话到很晚。

第三天上午，我们到朝鲜大学进行学术交流与采访之后，紧接着就驱车赶往位于光州的刘氏圈疗传承研究会所在地。

走进刘氏圈疗传承研究会，我们立刻被浓郁的刘氏圈疗文化所包围。刘氏圈疗文化墙设计、布置十分省目，所展示的不仅有一些刘氏圈疗产品，还有培训技术介绍以及传承历史资料。研究会里设置了新的培训教室和实践教学基地，以及现代化的刘氏圈疗专用调理室。会议室大型壁挂电视正播放着刘氏圈疗的资料片和韩语电视节目，传统的刘氏圈疗技法和现代化韩国医疗卫生节目组合，让人切身感受到一种中韩文化融合创新的和谐，感受到一种新的国际型的健康理念。这里将是刘氏圈疗全球化推广的一个新平台，也是刘氏圈疗国际化大格局的起点。短暂的交流过后，我们又赶往将在下午正式举办开幕仪式的大会现场。

大会场地一片忙碌，中韩工作人员正在对开幕大典的各项准备工作进行最后的检查，对会场的布置、晚宴的安排，包括翻译的协调和各种资料的播放等进行细致的对接。

傍晚，韩国时间 18 点 30 分，中韩双方共同期盼的激动人心的时刻到了——刘氏圈疗传承研究会韩国教育中心创立仪式正式开启！刘氏圈疗韩国运营方的负责人李钟洛会长发表了热情洋溢的致辞。虽然李钟洛会长说的是韩语，我们圈疗团队人员听不懂他讲的内容，但我们从他慷慨激昂的语气和神态中能感受到他的激动、兴奋和期待。

　　我也发表了简短的致辞:"刘氏圈疗传承研究会和刘氏圈疗韩国教育中心能够在韩国光州落户,作为中医药的一个传承项目进行国际化的运作,这是中韩双方共同努力的结果。这里将是刘氏圈疗进行国际化推广与人才培养的一个重要基地。医学无国界,一切优秀的医学成果都应该造福人类。刘氏圈疗是一个家族几代医匠创造传承的民间中医绝技,是中国传统中医岐黄瑰宝,它将为韩国人民和当地华人华侨的健康带来福祉。'一带一路'建设为中医药走出国门提供了难得的契机,刘氏圈疗体系三步法作为一种纯绿色的自然疗法,内病外治,在治病、防病方面有独特的优势,在重大疾病的治疗中能够发挥协同作用,在疾病康复中发挥着核心作用。刘氏圈疗经百年传承,构建了一揉、二灸、三贴的符合当今国际健康新理念的创新疗法。刘氏圈疗落户韩国光州以后,将会开展疗法的研发和技师的培训工作,为韩国民众提供一种全新、绿色的中医外治疗法。"

　　回想起刘氏圈疗在韩国落地所经历过的诸多艰辛,回想起韩国负责人李会长与其夫人以及郑会长、金会长等诸多韩国人士在此期间不懈的努力和坚持,我不禁心潮澎湃。

　　接下来,韩国健康管理协会光州全南支部部长金炳吉先生作了致辞。作为健康保健工作的负责人,金部长对刘氏圈疗落地韩国给予了诸多支持和帮助,对整个过程十分了解。他说:"我首先要对为健康事业做出重要贡献的刘应凯先生表示衷心的感谢!刘应凯先生数次来韩期间,热心公益宣传,身体力行,言传身教,培养了众多弟子,并多次义诊,无偿地救助了多名患者,以精湛的医术和高尚的医德,在韩国人心中留下了良好的印象。刘氏圈疗传承研究会韩国教育中心的创立是韩国光州一项意义重大的创举,作为一名光州人,我感到由衷的高兴和欣慰,我坚信教育中心会对当地民众的健康管理将带来很大的帮助，希望教育中心能够持续发展，并在韩国其他城市生根发芽。"

最后，大会宣布李钟洛会长为刘氏圈疗传承研究会韩国教育中心负责人。在热烈的掌声中，刘氏圈疗和韩国健康管理协会的签约仪式为大会画上了圆满的句号。

随后，来自韩国的演出团体进行了精彩的表演，教育中心对刘氏圈疗落地做出贡献的一些代表人物颁发了荣誉证书。最后，刘氏圈疗中韩工作人员合拍了第一张全家福照片，大家手拉手，心连心，致力于把刘氏圈疗韩国教育中心建设好、发展好，让中国古老的中医为韩国人民带来健康是大家共同的心愿。

走进迪拜

从刘氏圈疗登上国际化舞台以来，以简、便、廉、效的特色冲破了语言的障碍，跨越了不同的国籍与人种，从俄罗斯到韩国，从美国到阿联酋，赢得了诸多患者的信任与好评。

2017年10月19日，我率领刘氏圈疗团队一行五人赴迪拜参加由国家医养结合协会和阿联酋商会共同举办的"中医药瑰宝走进迪拜"大型中医药会议。自"一带一路"合作倡议提出以来，随着国家扶持力度的加大，中医药的认知方法和治疗理念越来越得到国际社会的认同，中医药走向海外的步伐不断加快，为中医药走出国门、造福人类健康带来新的机遇。这次会议融合了理论研究、中医药特色技法演示、临床新特技术遴选推广、疑难病绝技展示、中医机构发展经验介绍、有特色专长中医专家学术交流等多项内容，并安排了实地考察及大型义诊活动，是一次全方位、多角度、多种方式推动中医药走向世界的展示交流活动。

前来参加会议的是来自全国各地的中医药机构和民间中医药团队，有专家学者，也有身怀绝技的民间中医药高手，可谓阵容强大。民间中医药在第二天的大型义诊活动中充分体现了其强大的生命力，刘氏圈疗也以实实在在的疗效赢得了人们的信任和赞赏。

迪拜同仁堂为各团队安排了诊台，刚开始时，围观者甚众，但由于对中国中医缺乏了解，多数参会者和求治者都是在徘徊观望，有的到各专家台前反复咨询，有的在犹豫观望，迟迟不敢以身试诊。

过了一会儿，一位求治者来到刘氏圈疗团队面前，诉说了自己的病症。这是一位在迪拜工作的华人，姓翟。翟先生陈述自己颈椎不适已有两三年，疼痛时强时弱，影响工作和日常生活。我一边和他交谈，一边触诊，然后以刘氏揉术按压提捏一番，翟先生一会儿喊疼，一会儿说好舒服。十分钟后，我让他站起来试试抬臂、转颈，翟先生依言举起手臂，转动脖颈，继而连连喊道："神奇！神奇！一会儿的工夫就有变化！"接着，我又为翟先生香灸了肩、颈、手臂等部位，并告诉翟先生，迪拜属热带气候，全年使用空调，室内外温差大，容易造成寒气入侵，这是引起颈椎不适的主要原因，并叮嘱了翟先生一些自我养护的方法和注意事项。翟先生再三致谢，表示第一次接触刘氏圈疗，感受到了中国中医的神奇力量。

紧接着，等候在一旁的华商代表孙先生迎上前来，说道："我患哮喘20多年了，试过很多的疗法都没有效果，刘氏圈疗能不能调理？"我一面为其诊断，一面告诉孙先生："咳喘是不容易治愈的慢性病，刘氏圈疗以揉、灸、贴之法温经助阳，活血化瘀，可一定程度地缓解病症。"然后为孙先生进行揉术、香灸，揉术主要以肺俞、肾俞为主，香灸主要是脾俞、胃俞和一侧肩颈配合，尤其对天突、百会施以重灸。以强有力的热量温暖脾胃，排出浊气，缓解咽部的不适。之后又对其大椎、风池、至阳等穴进行透灸，40多分钟里，孙先生一次都没有咳。孙先生对调理结果非常满意，对刘氏圈疗十分感兴趣，询问如何加盟刘氏圈疗，希望将这种绿色安全的疗法引入到迪拜，临别时约定晚间到宾馆深入交谈。

此时，前来求治的人已经挤满了刘氏圈疗诊疗台。刘氏圈疗团队分成小组，以团队协作的形式进行诊疗，比较重的病症由我确定调理方案，技师们分头进行揉术、香灸、贴膏。这样一来，调理速度就快多了。

有一位在当地工作多年的华人徐女士诉说自己肩颈不适，严重影响工作和生活，希望诊治后得到刘氏药膏以便长期调理。我安排技师为她做了肩颈、左臂、头部的揉术和香灸，徐女士身体康健，热传感好，因而很快见效。徐女士亲身感受了刘氏圈疗的疗效，信任度倍增，又为丈夫常年皮肤湿疹的问题进行咨询，在购买到刘氏药膏后才满意地离去。徐女士开了这个头，引起很多人前来购买药膏，但由于我们所带产品大都用于义诊，只好由翻译帮助他们记下网购地址。

刘氏圈疗诊台前的人越来越多，主办方延长了义诊时间，以尽量满足前来体验和求治的人。最后连同仁堂迪拜常驻医生也主动加入，成为刘氏圈疗团队的帮手，用他的话说，是当一回刘氏圈疗的"见习助手"。这场义诊持续到晚餐时间已过，直到所有求治者都得到调理治疗才圆满结束。

夜间，孙先生携妻女如约来访，我们聊了很多，他表示了下一步合作的愿望和设想，我给他们传授了刘氏圈疗预防疾病、养

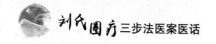

生保健的技巧和方法，直到深夜一家人才依依不舍地离去。

迪拜之行收获很多，刘氏圈疗以实实在在的疗效赢得了很多外籍华人的认可，也引起国内一些中医药专家的关注。

亮相日本

2018年10月8日，"一带一路"日中传统医药国际学术交流研讨会在日本东京召开。来自国内上海、浙江、湖南等地的中医药院校和陕西刘氏圈疗等中医药机构的30多位专家学者，在中国民族医药学会科普分会秘书长赵伟的带领下，与日本中国传统医药学会组织的30多名中国留日中医药学者、医学专家及日本的汉方医师、汉方专家、中医药工作者共济一堂，就传统医药的最新科研成果、产品和应用技术进行了深入的探讨与交流。

日本杏林中医药情报研究所创始人袁世华教授、中国民族医药学会科普分会会长温长路教授、日本中国传统医药学会会长郭佩玲教授和留日同学会总会会长汪先恩教授分别代表主办方向大会致辞。在这次研讨会上，中国和日本中医药专家和衷共济，就传统中医药和当今医疗健康新理念畅所欲言，精彩的演讲使会议掀起一次次高潮。作为刘氏圈疗传承人，我发表了题为"刘氏三步法传承与创新"的演讲，日方一些专家第一次听闻刘氏圈疗，对这个既有百年传承历史有又创新思想的技法十分关注，会议刚一结束就找我交谈、询问。

在欢迎晚宴上，在日本工作多年的东京大学王博士特意与我面对面地交流，了解刘氏圈疗的医理和技法。我简要讲述了刘氏圈疗的基本手法和功效，王博士说："我近一年来因为长期伏案撰写创新融合中医《新中心法则》一书，颈椎和臂膀感觉不适，下肢也沉僵不利，刘先生能不能用刘氏三步法给我调理一下？"我说眼下虽不便整体调理，但先用刘氏揉术局部调理亦可达缓解的效果，当即开始为王博士做上肢和下肢的揉术。初按时王博士还喊疼，几分钟后他惬意地举臂伸腿，连声叫好，兴致勃勃地说："行家一出手，便知有没有。刘先生，你们家传的揉术手法的确有效果，刘氏圈疗的治疗思想也很独特，咱们今后一定有合作的机会。"

王博士开了这个头，立刻又有几位与会代表来到我面前，有的说颈椎不适，有的说骨关节疼痛，我一一为其按揉调理。有一位驻日工作者，长年患慢性肩周炎，近期为筹备会议连日忙碌，症状加重，无法正常抬臂，举臂则疼痛难忍。我领他到场中稍宽敞的地方，看点、循线、找面，一番按揉提拿，当即见效。当他举起双臂向众人示意时，引起了一片喝彩声，吸引了在日的中国中医药工作者，他们纷纷驻足围观询问。

随后的行程中，随着交流的深入，同去的国内专家学者与圈疗在业务上的沟通渐渐增多，很多团队代表表示希望多了解刘氏圈疗。我也利用一切时间与国内各个院校及机构的专家教授进行交流，积极推介刘氏圈疗三步法。晚间在宾馆的休息时间里，刘氏圈疗成为大家热议的话题。

先是领队人赵伟秘书长在宾馆里体验了刘氏圈疗的调理效果。他因身为领队事务繁忙，连日奔波和操劳，感觉背部紧张僵硬，颇为不适。我为他做了脊柱和下肢揉术，经络得以疏通，又进行了香灸和膏药贴敷。次日早餐时，精气神十足的赵伟特意向我致谢，乐呵呵地说睡了一个好觉，全身都感觉轻松舒适。看到赵伟的变化，同行的几位中医专家也恳请我给他们提供"特殊待遇"。根据他们诉说下肢酸困无力的症状，我为他们下肢贴敷了

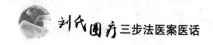

刘氏药膏，到中午他们都说腿上贴膏后走路轻松了，腿部肌肉不紧绷了，很舒服。

赵伟秘书长在接下来的行程中专门为刘氏圈疗揉、灸、贴三步法站台，导游也频频提及三步法，后来几位院校的教授和企业老总纷纷找我攀谈，表达了合作的意愿。

会议结束后，中医代表团应主办方日本中国传统医药学会的邀请，与学会的会长、理事、专家及有关领导进行了座谈，通过深入探索、学习和交流中国中医与日本汉方的传承和发展，为今后与日本医界进一步接触与合作打下了良好的基础。日本是中国一衣带水的邻邦，日本的传统医学——汉方医学与中医学有着共同的基础，本次传统医药国际学术交流活动的开展，为两国之间中医药文化的交流与合作奠定了良好的基础，在助力"一带一路"政策推进的同时，也为中日两国人民的健康带来了福祉。

这次扶桑之行，让刘氏圈疗在中医药发展比较好的日本作了一个精彩的亮相，为今后的发展奠定了基础。

药香留德

2019年5月末，我参加了由德国中医药协会主办的德国（罗滕堡）第50届国际中医药学术大会，这是一次规模宏大、中医药学术内容比较全面的会议，来自中国、德国、英国、法国、西班牙、荷兰、波兰、匈牙利等国多位代表出席大会。由中国中医科学院、广州中医药大学、贵州中医药大学、辽宁中医药大学、南京中医药大学、宁夏医科大学、北京中医药大学东直门医院、武汉大学人民医院、解放军总医院第五医学中心、刘氏圈疗中药科技有限公司和江苏恒瑞医药股份有限公司等单位派出的中国中医药工作者 80 余人参加了此次大会。

这是一次中医药研究应用学术会议，来自国内各院校的专家学者和来自不同民营机构、不同流派的拥有绝活的中医药人济济一堂，展现各自在学术研究领域中的最新成果。德国中医药协会的专家、领导人作为嘉宾受邀出席了本次论坛。作为中医文化的发祥地，我国中医药人本着"弘扬中医药文化，做好中医药名片"的思想，致力于让中医药更好地服务于"一带一路"参与国及其他国家和地区的人民，助力中医药文化在世界的传播。

我发表了题为"'动态中调、治、养'理念在肿瘤家庭中的应用"的演讲，将刘氏圈疗的传承历史与发展创新进行了介绍，并以新近调理治疗的一例多发性、浸润型乳腺癌伴空洞型溃疡的病案为例，对刘氏圈疗体系三步法在肿瘤家庭中的应用进行了阐述。这个病案患者是一位年轻女性，癌瘤形成后未及时治疗，病情恶化后又经受了错误的治疗方式，导致重度溃疡，癌变加剧，已到了危及生命的程度。刘氏圈疗收治该患者后用香灸和贴膏疗法，把医方调理和家庭调理结合起来，在短短一个月内抑制住了溃烂，使创面收敛，帮助患者脱离了生命危险。这个病案调理治疗过程充分验证了刘氏圈疗技法和制剂干预阻遏癌变的功效，也有力说明了"动态中调、治、养"理念对肿瘤的调理治疗作用。由于该病例病症极其严重，治疗前后对比明显，与会代表在听了我的演讲并看到显示屏上的图片后，不由发出惊叹声。

会议主持人是年轻的德国学者约翰先生，在我的演讲过程中，一直全神贯注地听着看着，不时发出惊叹。会议刚一结束，他就带着一位翻译来到我面前，询问刘氏圈疗的情况。我将自己近年写的《中医药外治探秘》和《刘氏圈疗体系三步法》，以及一些介绍刘氏圈疗传承发展的资料送给他，他高兴地接受了礼

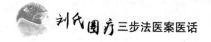
物，表示一定要好好拜读。

这次会议内容多，日程紧，当天主体会议过后还要赴法国等地，还有更多的参观交流等活动。到德国已经历经了近 10 个小时的飞行旅程，紧接着又是连续乘坐大巴。长时间的舟车劳顿，导致与会代表们全身肌肉僵硬，下肢血流不畅，双腿困乏。年纪大些的人更是觉得腰腿酸疼，四肢无力，走路像踩在棉花上。

次日晚餐时有人问："刘先生你已年过古稀，是本次会议年龄最长者，但你的精神状态却很好，莫不是你有什么家传的秘籍吧？"我笑而不答，与我同住一室的张院长说："刘总的秘籍在这里！"说着挽起我的裤腿让大家看我腿上贴的药膏。张院长这一说，立刻有人提出要体验分享药膏，我答应晚间先为几位年长一些的人贴膏，其他人再有机会也一定满足大家的要求。

次日在大巴上，头晚贴了膏药的天津某民营医院王院长讲了自己贴膏的体会，她已六十多岁了，说贴膏后一晚上双腿暖暖的，困乏酸痛都消失了。她还说过两天还要坐十个小时的飞机，到时请刘医生再给贴一次。还有河南某养老院的郭院长、陕西某学院的张院长也讲了自己贴膏后的体验，对刘氏膏药赞不绝口。这一来，有更多的人要求贴膏，我一概答应，说只要有时间，只要带的膏药还有，我愿意给每个人都贴上。

德国之行紧张而又忙碌，几位德国人和一些与会代表都体验了刘氏药膏，减轻了旅途的劳顿，由此引发了中医膏药传承与创新的讨论，刘氏圈疗药膏成了一路上的热门话题。刘氏膏药的药香弥漫在会场内外，弥漫在旅途中，弥漫在德国的土地上，成为刘氏圈疗一张特殊的外交名片。

邂逅北京

2018 年 10 月 26 日，我应邀到北京与一位意大利医学博士会谈交流，这位医学博士叫 Albicocchi，是一位多年来一直坚持研究中医的西方中医学博士，她在北京已经待了些时日，特意寻找有特色、有底蕴、有影响的民间中医开展交流，以全面深刻地认识理解中国中医，丰富自己的研究课题。

这是一次东西方医者的交流，是西方医学和东方中医理念上的握手，是一次试探性的碰撞，一次融合性的探讨。我没有想到，尽管语言沟通上有障碍，通过翻译交流毕竟不能随心所欲地表达，但我们依然一见如故，成为知己。已年过七十的 Albicocchi 思维敏捷，通过翻译讲述了自己对中医的认识和理解，我为她介绍了刘氏圈疗三步法的基本理念和调理治疗思想，认为当今慢病时代全人类都需要一种简单、便捷、有效的治疗方法，慢病产生的原因大都与瘀、滞、堵有关，因而，调理治疗慢性病首先要解决瘀、滞、堵的问题。

翻译把这几句话传给 Albicocchi 后，她当即睁大了眼睛，上前握着我的手说："真是难以相信，咱们两个人，我来自意大利，你是中国人，我在西方学习研究中医，你是中国民间中医实践者，而且我们都是年逾七旬的老人，脑子里面的想法竟然高度地一致！"

于是，这场跨越国界的中医学术交流从一开始就显得融洽、愉快、深刻。我从 Albicocchi 女士身上看到了一个欧洲医者对中国中医的执着和热忱，而 Albicocchi 女士听我讲了刘氏圈疗的基本理念和医疗思想后，对刘氏圈疗体系三步法产生浓厚的兴致，当即就提出要体验刘氏圈疗三步法。于是，我和我的助手就在她的临时工作室摆开了场子。Albicocchi 的助手就是她丈夫 Dario Marzari 先生，已经 91 岁高龄了，但身体健康，思维清晰，他动作利落地躺在床上当起了模特，我们就在场演示了刘氏三步法揉术、香灸和贴膏的全过程。

针对 Dario Marzari 先生睡眠不好、肠胃不适的陈述，我为其做了头部、腹部揉术，然后开始施灸。施灸过程中发现，Dario Marzari 先生虽然已经 91 岁，但身体相当健康，对于香灸的热传导十分敏感，所以在腰臀部仅仅灸了十来分钟后就进行局部贴膏。我一边贴膏，一边针对其脾胃的一些不适现象谈论肝胆、脾胃的调理体会。Albicocchi 一边观察，一边记录，她说刘氏圈疗调理思想与自己对中医的认识理念十分接近，但又令人耳目一新，尤其是刘氏圈疗独有的揉术手法，这种家传手法不仅能美容保健，能调理治疗各种病症，还是一种问诊寻疾的手段。

Albicocchi 博士研究中医已经多年，深知中国民间中医绝技的珍贵，半天的谈论和展示尚未结束，她就提出想学会刘氏圈疗三步法的操作技法，希望我在北京多待几天，把刘氏圈疗技法传授给她。我毫不犹豫地答应了，把一个好疗法传授给一个西方医学研究者，让她用这种方法医治更多病人，有什么不好呢？

当天下午，Albicocchi 博士就开始学习刘氏三步法。我先传授刘氏揉术，Albicocchi 博士非常认真，从美容手法——头面部的放松到触诊手法——乳腺的探查、宫腔及附件的探查，从上下肢的自我调理到头面部的揉术规程，一点一点仔细问询，一个动作一个动作地模仿学习。我不厌其烦地讲解，手把手地示范每一个动作，直至她熟练掌握，才进行下一环节。当 Albicocchi 初步掌握刘氏揉术之后，我又把香灸的技法、贴膏的要领一一悉数相传。

Albicocchi 博士说："当前中国中医在西方的传播越来越普遍，但是很多国家对口服药物很谨慎，所以，传统中医的手法就显得十分重要了，像针刺、香灸、按摩这一类的比较受欢迎。刘氏圈疗把这些手法集中分层使用，形成体系，辅助用药也都是外用药，这非常符合西方民众对中医的期待。我学习掌握刘氏圈疗这门技法，是想在我们国家逐步应用推广。"

热烈的交流持续到第三天时，Albicocchi 问我："作为一个经验丰富的中医，你自己有什么身体上的不适吗？能准确地判断并调理治疗自己身体的问题吗？"我说："我也有很多老年病，比如说高血压、骨关节疼痛、视力衰退等，每当身体有症状时，我就用刘氏三步法自我调理，刘氏三步法能有效调理各种慢性病，并有极好的养生功效。比如说现在，由于连续十多天在外地奔波，我感觉肺部有点不舒服，今晚我将用贴膏疗法消除炎症。"

Albicocchi 一听来了兴致，当即说道："好，那咱们就来一次测验，我这里有检测仪器。"这里话音刚落，Albicocchi 的老公就敏捷地打开设备，并把我领到放设备的桌前坐下，然后 Albicocchi 开始麻利地为我测量。这是一台多功能小型高科技检测仪器，测量结果显示我肺部有炎症，与我的感觉和判断完全一致。这个晚上我在自己肺俞和相关部位贴敷了药膏。

交流与探讨持续了 5 天，一次次思想的碰撞与融汇，让 Albicocchi 女士兴致越发高涨，对刘氏圈疗这项中医药外治法越发好奇，她一再请求我把三步法的每一步操作技法给以示范。为了让她有一个更加直观的印象，我干脆自己当起了模特，在技师的配合下，现场进行全身膏药的贴敷，边贴边讲解原理、功效和适用范围。Albicocchi 的丈夫赶紧抓起相机拍摄，而 Albicocchi 则

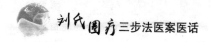

一招一式地跟着学。

五天的交流就要结束了，Albicocchi 就一些推广交流中的问题与我深入地探讨，表示回国后就要开始在她的研究室和诊所推广刘氏圈疗。临行前，Albicocchi 用仪器为我检测了肺部，想看看调理的效果，结果让她大吃一惊。她指着检测仪上两张对比图发出了惊叹："天啊，不可思议！短短的两天时间，仅靠贴膏药竟然让你的肺部炎症减少了40%！这么短的时间，我是做不到的。"

Albicocchi 回国后，在她的工作室里应用刘氏圈疗技法和制剂治疗乳腺病、肝病及各种常见病，先进的检测水平和中国传统的民间技法相结合，产生了极好的效果，她时常传来信息，有时分享她治愈病人的喜悦，有时就治疗中的问题提出咨询，圈疗中心都会及时认真地回复。Albicocchi 还说她近期要来西安，希望得到系统全面的学习。

就这样，两位医者邂逅，一场东西方医学的碰撞发生，一项中国民间疗法让意大利医学博士折服，并使其从此成为刘氏圈疗的推广者。在大洋彼岸，又多了一个志愿推广刘氏圈疗的医者。